P..ICATIONS DU *PROGRÈS MÉDICAL*

HYSTÉRIE

ET

TRAUMATISME

Pa...ies, Contractures, Arthralgies, Hystéro-traumatiques

PAR

LE Dr PAUL BERBEZ

...RONZE DE L'EXTERNAT ET DE L'INTERNAT, LAURÉAT DE LA FACULTÉ
(PRIX CORVISART 1882)
...TERNE EN MÉDECINE ET EN CHIRURGIE DES HÔPITAUX DE PARIS
MEMBRE TITULAIRE DE LA SOCIÉTÉ CLINIQUE

PARIS

AUX BUREAUX DU PROGRÈS MÉDICAL
14, rue des Carmes, 14

A. DELAHAYE ET LECROSNIER
ÉDITEURS
Place de l'École-de-Médecine

1887

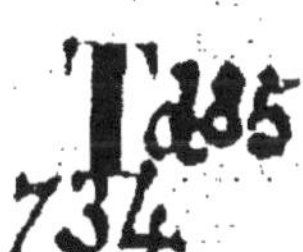

DU MÊME AUTEUR

Mal de Pott, avec absence de gibbosité. *Bull. Soc. Anat.* — Séance c cembre 1881.

Description de l'ataxie progressive (Mémoire inédit). (Prix Corvisart 1882.

Épithélioma volumineux du pouce développé sur une cicatrice. *Bull. Soc.* — Séance du 23 mars 1883.

Kyste hématique de la face antéro-externe du genou; calcification de la vésic biliaire; hypertrophie cardiaque; vessie à cellules. *Bull. Soc. Anat.* — S du 23 mars 1883.

Tumeur cancéreuse de nature encéphaloïde latente, ayant de l'estoma pancréas et les canaux biliaires, surtout les organes constitua foie. Mort par hémorrhagie avec des signes d'hépatite pare (avec H. Berbez). *Bull. Soc. Anat.* — Séance du 28 mars 1884.

Note sur trois cas d'érythème à diagnostic douteux. *Progrès Méd.* vembre 1884; n° 46, page 938.

Rétrécissement cancéreux de l'œsophage. Perforation de la trac *Anat.* — Séance du 25 avril 1884.

Dégénérescence amyloïde du foie.

1° Hémoptysie foudroyante. Anévrisme de l'aorte ou dilatation pulmonaire. *Bull. Soc. Anat.* — Séance du

Tumeur épithéliomateuse des plexus choroïdes. *Bull. Soc. Anat.* Juille

Observation de pseudo-tabès dû à l'intoxication, par le sulfure de (Communication de la Société clinique de Paris. *France Médical* n° 1, page 3.)

Essai de diagnostic d'une affection de la moelle indépendante du tabès, avec pathie du coude. *Bull. Soc. clin. de Paris. France Médicale* du 20 aoû n° 97, page 1162.

Observation d'épanchement dans la tunique vaginale, survenu à l'occasion névralgie iléo-scrotale chez un tabétique. *Bull. Soc. clin. de Paris. Fr Médicale* du 15 janvier 1885, page 63.

Tabès, crises laryngées. Fausse angine de poitrine. *Bull. Soc. cliniq.* et *Fr Médicale* du 3 février 1885, page 159.

Note sur un cas d'excitation spinale attribuable au froid. Communication clin. — Séance 25 mars 1886.

Contribution à l'étude des épilepsies réflexes. Pleurésie purulente gau Empyème. Attaques et hémiplégie incomplète du côté opposé à l'empy *Revue de Médecine*, 1886, page 146.

Sur la diathèse de contracture et en particulier sur la contracture produite les sujets hystériques (hommes et femmes), par l'application d'une ligat *Progrès Médical* du 9 octobre 1886, page 835.

Scoliose considérable. Arrêt de développement des viscères. Mort par asph *Bull. Soc. Anat.*, séance du 17 avril 1885, et *Prog. Med.* du 6 février

Note sur un cas d'érythromélalgie (avec Henri Berbez). *Soc. clin.* et *Fr Médicale* du 1er février 1887.

Fractures multiples et à caractère spontané dans un membre atteint de lysie infantile spinale. *Soc. clin.* et *France Médicale*, février 1887.

La maladie de Parkinson hémiplégique (avec Henri Berbez). *Archives de Ne logie* (sous presse).

PUBLICATIONS DU *PROGRÈS MÉDICAL*

HYSTÉRIE

ET

TRAUMATISME

Paralysies, Contractures, Arthralgies, Hystéro-traumatiques

PAR

LE Dr PAUL BERBEZ

MÉDAILLE DE BRONZE DE L'EXTERNAT ET DE L'INTERNAT, LAURÉAT DE LA FACULTÉ
(PRIX CORVISART 1882)
ANCIEN INTERNE EN MÉDECINE ET EN CHIRURGIE DES HÔPITAUX DE PARIS
MEMBRE TITULAIRE DE LA SOCIÉTÉ CLINIQUE

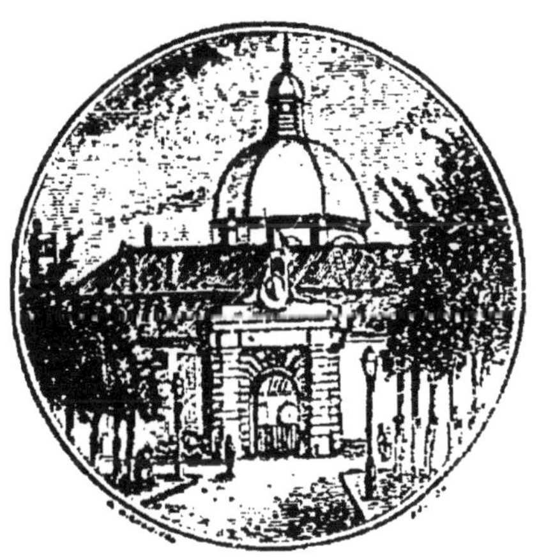

PARIS

AUX BUREAUX DU PROGRÈS MÉDICAL
14, rue des Carmes, 14

A. DELAHAYE ET LECROSNIER
ÉDITEURS
Place de l'École-de-Médecine

1887

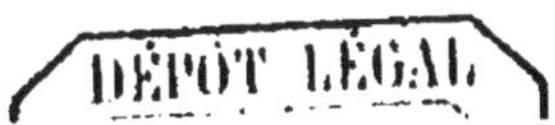

DU MÊME AUTEUR

Mal de Pott, avec absence de gibbosité. *Bull. Soc. Anat.* — Séance du 2 décembre 1881.

Description de l'ataxie progressive (Mémoire inédit). (Prix Corvisart 1882.)

Épithélioma volumineux du pouce développé sur une cicatrice. *Bull. Soc. Anat.* — Séance du 23 mars 1883.

Kyste hématique de la face antéro-externe du genou; calcification de la vésicule biliaire; hypertrophie cardiaque: vessie à cellules. *Bull. Soc. Anat.* — Séance du 23 mars 1883.

Tumeur cancéreuse de nature encéphaloïde latente, ayant de l'estomac gagné le pancréas et les canaux biliaires, surtout les organes constituant le hile du foie. Mort par hémorrhagie avec des signes d'hépatite parenchymateuse (avec H. Berbez). *Bull. Soc. Anat.* — Séance du 28 mars 1884.

Note sur trois cas d'érythème à diagnostic douteux. *Progrès Médical* du 15 novembre 1884; n° 46, page 938.

Rétrécissement cancéreux de l'œsophage. Perforation de la trachée. *Bull. Soc. Anat.* — Séance du 25 avril 1884.

Dégénérescence amyloïde du foie.

1° Hémoptysie foudroyante. Anévrisme de l'aorte ouverte dans une dilatation pulmonaire. *Bull. Soc. Anat.* — Séance du 23 juin 1885.

Tumeur épithéliomateuse des plexus choroïdes. *Bull. Soc. Anat.* Juillet 1885.

Observation de pseudo-tabès dû à l'intoxication, par le sulfure de carbone (Communication de la Société clinique de Paris. *France Médicale.* 1885, n° 1, page 3.)

Essai de diagnostic d'une affection de la moelle indépendante du tabès, avec arthropathie du coude. *Bull. Soc. clin. de Paris. France Médicale* du 20 août 1885, n° 97, page 1162.

Observation d'épanchement dans la tunique vaginale, survenu à l'occasion d'une névralgie cléo-scrotale chez un tabétique. *Bull. Soc. clin. de Paris. France Médicale* du 15 janvier 1885, page 63.

Tabès, crises laryngées. Fausse angine de poitrine. *Bull. Soc. cliniq.* et *France Médicale* du 3 février 1885, page 159.

Note sur un cas d'excitation spinale attribuable au froid. Communication Soc. clin. — Séance 25 mars 1886.

Contribution à l'étude des épilepsies réflexes. Pleurésie purulente gauche. Empyème. Attaques et hémiplégie incomplète du côté opposé à l'empyème. *Revue de Médecine*, 1886, page 146.

Sur la diathèse de contracture et en particulier sur la contracture produite chez les sujets hystériques (hommes et femmes), par l'application d'une ligature. *Progrès Médical* du 9 octobre 1886, page 835.

Scoliose considérable. Arrêt de développement des viscères. Mort par asphyxie. *Bull. Soc. Anat.*, séance du 17 avril 1885, et *Prog. Méd.* du 6 février 1886.

Note sur un cas d'érythromélalgie (avec Henri Berbez). *Soc. clin.* et *France Médicale* du 1er février 1887.

Fractures multiples et à caractère spontané dans un membre atteint de paralysie infantile spinale. *Soc. clin.* et *France Médicale*, février 1887.

La maladie de Parkinson hémiplégique (avec Henri Berbez). *Archives de Neurologie* (sous presse).

A LA MÉMOIRE DE M. EUGÈNE SERRIGNY

Mon oncle et bienfaiteur.

A LA MÉMOIRE DE MON PÈRE

M. LE PROFESSEUR CHARCOT

Hommage de profonde gratitude.

Nous remercions M. PAUL RICHER de l'obligeance avec laquelle il a mis à notre disposition son beau Mémoire sur les *Paralysies et les Contractures hystériques;* Mémoire qui a valu à son auteur le prix Bernard de Civrieux en 1883, et qui sera bientôt publié.

INTRODUCTION

Monsieur le professeur Charcot a bien voulu nous engager à exposer dans notre thèse inaugurale une sérides faits qui ont été l'objet de ses études dans le cours des deux années qui viennent de s'écouler.

C'est de la part de notre éminent maître une preuve de confiance dont nous lui sommes profondément reconnaissant.

La difficulté du sujet, les controverses que ce sujet a suscitées devaient nous faire hésiter à assumer une aussi lourde responsabilité... Nous avons cependant entrepris cette étude, poussé par la conviction qui s'impose à tout observateur sincère et aussi par le désir de faire partager à tous les médecins notre propre conviction.

C'est encore l'hystérie qui va nous occuper.

Il est parmi les manifestations de cette névrose une série de symptômes qui se lient ou semblent du moins se lier d'une façon plus ou moins étroite à un traumatisme quelconque. Ces manifestations étudiées depuis près de deux ans à la Salpêtrière constituent ce que nous proposons d'appeler l'*Hystérie d'aspect chirurgical*.

Une étude complète de tous les symptômes imputables à

l'hystérie et revêtant l'aspect chirurgical nous entraînerait trop loin. Nous serions obligés d'étudier d'une façon spéciale le testicule irritable, la mamelle irritable de nature hystérique; nous devrions, sans parler des manifestations oculaires de l'hystérie, nous occuper de ce que nous appellerions volontiers la fausse chirurgie abdominale : les faux kystes de l'ovaire, — les fausses péritonites succédant plus ou moins à un traumatisme opératoire ou autre, enfin toutes les fausses tumeurs abdominales signalées dans ces temps derniers et dont on peut trouver plusieurs exemples dans le petit livre publié, en 1886, par Spencer Wells. Nous restreindrons notre étude :

1° Aux paralysies flasques ou avec contractures de nature hystérique causées en apparence par le traumatisme;

2° Aux contractures auxquelles s'ajoute l'élément douleur, contractures produites dans des conditions identiques à celles qui réalisent les paralysies, c'est-à-dire aux arthralgies hystéro-traumatiques.

Après un historique et un chapitre d'étiologie commun à ces trois sortes de manifestations nous ferons séparément l'histoire symptomatique de l'une et de l'autre.

Puis nous chercherons dans un chapitre de pathogénie à prouver l'identité absolue de ces paralysies et de ces contractures causées par le traumatisme avec les paralysies et les contractures suggérées des hypnotiques.

Nous tenterons d'établir la théorie de ces troubles fonctionnels en apparence bizarres.

Au diagnostic nous montrerons l'énorme différence qui existe entre les manifestations hystéro-traumatiques et les paralysies organiques, qu'elles viennent d'une maladie cérébrale, d'une myélite ou d'une névrite périphérique.

Nous commencerons du reste ce chapitre par l'exposé de ce que nous appelons, d'après M. Charcot, les stigmates hystériques, c'est-à-dire des signes auxquels on reconnaîtra l'hystérie.

Nous n'avançons rien qu'appuyés sur une statistique de cent cas pris au hasard dans les salles de la clinique ou à la consultation externe.

Enfin notre étude touche à sa fin, après avoir au pronostic cherché à établir le caractère fonctionnel, c'est-à-dire passager, de ces manifestations, nous montrerons combien rebelles elles sont parfois.

Le traitement ne sera pas négligé. Si peu efficace que soit, en pareil cas, la thérapeutique ordinaire, nous établirons tout le bénéfice qu'on peut retirer de l'hydrothérapie unie à l'électricité et au traitement moral si puissant dans des affections où l'imagination seule est en jeu.

En attirant l'attention des médecins sur ces faits qui nous sont, par leur répétition même, devenus familiers, nous pensons rendre un réel service à un grand nombre de praticiens, médecins et chirurgiens, en leur montrant les cas où le vieil adage médical : *primo non nocere*, doit être la loi absolue.

Au moment de quitter l'internat, qu'il nous soit permis pour la première fois de remercier publiquement le Maître illustre dont les encouragements et les conseils si précieux ne nous ont jamais fait défaut,

Notre part est bien humble dans ce travail ; quoi qu'il en soit, ce sera toujours un grand honneur pour nous de l'avoir entrepris sous une telle direction.

Que nos autres maîtres dans les hôpitaux, MM. Després, Féréol, Monod Raymond, Gingeot et Ferrand veuillent bien accepter ici l'hommage de notre profonde gratitude.

HISTORIQUE

Bien que l'hystérie soit connue depuis les temps les plus reculés, nous pouvons dire cependant qu'il est peu de manifestations morbides ayant moins de passé que celles dont nous voulons faire l'étude.

Les aspects si différents sous lesquels se présente cette affection, la crainte d'être trompé par des simulateurs, enfin le manque de méthode dans l'étude des symptômes ont fait que jusqu'à ces temps derniers les observateurs sont passés sans les voir à côté de faits dont la constance aurait dû cependant frapper leur attention.

La connaissance de l'hystérie masculine et de ses caractères particuliers a préparé le terrain. Depuis qu'on s'est bien pénétré de cette idée que l'homme est très souvent atteint d'hystérie, on ne s'est plus étonné de voir arriver chez des sujets plus exposés au traumatisme des accidents qu'on n'avait pas soupçonnés jusque-là.

Dans certaines observations publiées par des chirurgiens et ayant trait à des réductions violentes de luxation, à des traumatismes spontanés ou même opératoires, on trouve quelquefois *des troubles du mouvement presque toujours accompagnés de troubles sensitifs* qui embarrassent les praticiens.

Dans presque tous les cas les symptômes observés sont rapportés à des lésions nerveuses périphériques.

C'est à Sir B. C. Brodie (Lecture illustrative of certains local nervous affections, London, 1837.) — Lecture II Various forms local hysterical affections), qu'est due la première description des accidents qui rentrent dans notre sujet. L'auteur se cantonne dans les affections douloureuses des jointures où il voit une manisfestation de l'hystérie. C'est lui qui décrit magistralement la coxalgie hystérique et les autres arthralgies. Brodie, après avoir décrit symptomatiquement la maladie, insiste sur l'importance du diagnostic de ces affections, montrant combien il est difficile parfois de les distinguer des affections organiques.

Abercrombie, dans son livre (On the intellectual powers, p. 398,) — parle déjà de phénomènes psychiques, de paralysie et de contractures.

Braid, dans sa Neurypnologie, analyse l'influence des émotions et la puissance de l'imagination sur les phénomènes de l'hypnotisme.

Russel Reynolds, en 1869 (Remarcks on paralysis and other disorders of motion and sensation dependant of Idea (In British med. Journal, november 1869), arrive aux conclusions suivantes :

1° Quelques-uns des troubles les plus sérieux du système nerveux, tels que paralysie, contracture douloureuse ou toute autre perversion de la sensibilité, peuvent dépendre d'un état morbide de l'émotion *ou de l'idée seule* (*dependant of Idea*).

2° Ces symptômes peuvent persister longtemps et simuler les maladies les plus graves de la moelle et du cerveau.

3° Ils résistent aux traitements les plus divers et disparaissent souvent par la suppression de l'idée erronée.

4° On les rencontre chez des sujets qui ne présentent aucun signe d'aliénation mentale, d'hypocondrie ou d'hystérie.

5° Souvent ils se développent chez des anémiques et des convalescents.

6° Ils peuvent se greffer sur une maladie organique, si bien qu'il est presque impossible de distinguer ce qui revient à la maladie et ce qui revient à l'état morbide de l'idée.

7° Dans un grand nombre de cas, il est possible de faire le diagnostic de ces accidents.

L'ouvrage de Weir Mitchell, dont la 2e édition a paru à Philadelphie en 1885, est très intéressant à lire à ce point de vue. Nous y reviendrons pour y trouver des paralysies, des contractures et des affections douloureuses diverses qu'on peut rattacher à l'hystérie.

Nous verrons là l'importance des accidents de chemin de fer sur la production de ces phénomènes.

Les accidents de chemin de fer, qui produisent si souvent des commotions cérébro-spinales, ont été étudiés par un grand nombre de médecins dans presque tous les pays du monde et surtout en Angleterre et en Amérique où ces accidents sont très fréquents (1).

Herbert Page (2), cite un grand nombre d'auteurs anglais, allemands et américains.

Duponchel (3), étudie la question tant au point de vue symptomatique qu'au point de vue médico-légal.

Oppenheim (4) (Nouveau travail sur les accidents de chemin de fer), insiste avec Kalliefe (5) sur l'influence des émotions ressenties par les victimes de ces accidents.

Dans les comptes rendus officiels publiés après les grandes guerres par les chefs du corps de santé, on voit des malades ayant après des traumatismes quelquefois très légers, des monoplégies du mouvement et de la sensibilité. Quelquefois

1. P. S. Matthews. Surgeons duty in rail road spinal injuries. Saint-Louis, med-and surgical Journal, septembre 1884.

2. Injuries of the spine and spinal cord without apparent mechanical lesion and nervous Shock in their surgical and medico-legal aspects, 1883.

3. Hystérie dans l'armée. Rev. médecine, 1886 juin.

4. Archiv. f Psych. xvi-712.

5. Uber Rückenmarks ershütterungen nach eisenbahnfallen.

les blessés bien que n'ayant qu'un bras ou une jambe paralysés sont insensibles d'une moitié du corps (1).

C'est dans les années qui viennent de s'écouler que s'est élaboré un chapitre des plus intéressants relatif aux rapports de la médecine et de la chirurgie.

Avant de citer les travaux parus dans cet intervalle de deux années, qu'il nous soit permis de rappeler un fait dont nous avons été témoin alors que nous étions externe de M. Féréol à Beaujon, en 1881.

Ce fait rentre absolument dans notre sujet.

Un jeune homme de 19 à 20 ans reçut un léger coup sur l'épaule droite et eut en peu de temps une monoplégie du mouvement et de la sensibilité avec atrophie très vite appréciable.

Ce malade, placé salle Saint-Jean, fut examiné par nombre de médecins qui pensèrent à une contusion du plexus brachial, à une tumeur cérébrale; l'opinion générale penchait vers la méningite tuberculeuse. Le malade suivit M. Féréol de Beaujon à la Charité à la fin de 1881, guérit un jour brusquement et put être soldat pendant trois ans. Depuis, nous l'avons revu à la Charité où il est infirmier; le bras a repris toute sa force et ne présente plus trace d'atrophie.

En février 1885 j'avais l'honneur d'être l'interne de M. Féréol à la Charité, je vis un jeune homme de 18 ans, affecté d'une monoplégie sensitivo-motrice du membre supérieur gauche ; l'anesthésie empiétait un peu sur le thorax.

Ce jeune homme, nommé Pineau, avait en outre une insuffisance aortique et il ne manqua pas de nous dire que plusieurs médecins avaient attribué sa paralysie, qui était survenue du reste après un coup sur l'épaule, à une embolie.

En l'absence de mon chef, j'allai demander conseil à mon

1. Sanitat's bericht über die deutschen Heere in kriege gegen Frankreich, VII Band.

excellent maître, M. Charcot, le 15 mars 1885 et je laissai le malade dans le service de la clinique.

Il s'agissait d'un hystérique, car on trouva de l'anesthésie incomplète du côté gauche, de l'anesthésie conjonctivale et pharyngée, du rétrécissement du champ visuel avec des zones hystérogènes dont la pression détermina la première attaque qu'ait eue le malade. Depuis, à la suite d'une attaque spontanée, le malade vit disparaître son hémiplégie qui revint une fois par suggestion, une autre fois spontanément.

Le 25 mars, M. Troisier présenta à la Société des hôpitaux un malade nommé Porceska, cocher de son métier, qui tomba de son siège, se contusionna l'épaule droite et eut *quelques jours après* une monoplégie de la sensibilité et du mouvement dans les parties contusionnées.

Cette observation donna lieu à une discussion des plus intéressantes dans le cours de laquelle plusieurs médecins des hôpitaux rappelèrent des faits semblables à la Société. Cette discussion provoqua ultérieurement la publication de nouveaux faits, si bien que pendant l'année 1885 huit cas semblables furent publiés.

Le jour où M. Troisier présenta son malade, M. Joffroy, qui avait vu le jour même le monoplégique Pineau à la Salpêtrière, plaida la cause de l'hystérie et convainquit ses auditeurs en leur montrant l'anesthésie pharyngée unie à la monoplégie sensitivo-sensorielle.

A quelque temps de là, M. Joffroy présentait Pineau à la Société des hôpitaux et donnait à la maladie le nom de paralysie hystéro-traumatique qui lui est resté.

Dans la séance de la Société du 27 mars, M. Féréol raconta qu'il avait observé une femme hystérique qui se contusionna le plexus brachial et chez laquelle survint une paralysie qui ne dura que quelques jours.

Un mois plus tard, le 27 mai, M. Terrillon amena à la

Société de chirurgie un cocher qui, à la suite d'une chute sur l'épaule droite, eut *huit jours après* une paralysie du membre supérieur correspondant. Cette paralysie était incomplète, la mobilité des doigts était conservée ; elle s'accompagnait d'anesthésie de l'épaule, fait qui à lui seul prouvait que les accidents observés ne tenaient pas à une névrite du plexus brachial. Aucun trouble trophique. Diminution notable du champ visuel.

M. Terrillon présenta alors un autre malade qui, après une chute sur l'épaule, eut une monoplégie comme celle du sujet précédent. Cette fois l'hystérie s'affirmait par des zones hystérogènes et des attaques. La monoplégie disparut d'elle-même.

Dans la séance de la Société médicale des hôpitaux du 24 juillet 1883, M. Rendu avait présenté déjà un puisatier qui tomba du haut du puits où il travaillait et devint hémiplégique et hémianesthésique.

Le 27 novembre, à la Société des hôpitaux toujours, M. Rendu rapporte encore un cas de monoplégie brachiale droite avec *hémiparésie faciale* et faiblesse du membre inférieur correspondant.

Dans la même séance M. Féréol présenta un de nos malades dont l'observation complète se trouve plus loin. Le nommé Métais, jeune homme de 34 ans, devenu subitement hémiplégique et hémianesthétique du côté gauche après une nuit très froide passée dans un baraquement de prison de guerre en Allemagne, et qui, le 27 août 1885, vit revenir son hémiplégie et son hémianesthésie disparues presque complètement depuis trois ans, à la suite de coups reçus sur la tête.

Mon ami, le docteur H Poupon, fit dans l'*Encéphale*, n° 1 de l'année 1886, une revue critique des cas de paralysie hystéro-traumatique et insista spécialement sur l'importance des stigmates capables de faire reconnaître la névrose dans les cas où un traumatisme quelconque amène les paralysies.

Depuis cette époque les faits se sont ajoutés aux faits et nous avons vu à la Salpêtrière des malades dont les observations suivent et qui ont eu des monoplégies Mouillet. (obs. 26) Clec. (obs. 7) Caberg...(obs. 6) des hémiplégies Rose.(obs. 20) Voissenet... (obs. 23) M. Bon... (obs. 25) une paraplégie Lelog... (obs. 24...)

Beaucoup de ces cas-là ont été consignés dans la belle thèse de M. Lober, thèse à laquelle nous avons fait de fréquents emprunts.

Dans le courant de l'année 1886 un grand nombre de travaux ont paru sur ce sujet :

Bernhard parle d'une jeune fille non hystérique, à ce qu'il prétend, qui fut privée de la sensibilité et du mouvement dans sa main et son avant-bras en plongeant son membre supérieur dans un bain très froid. Le froid dans ce cas aurait agi comme un traumatisme (1).

Gilbert Renard. (De la contraction hystérique, traumatique. Thèse de Paris 1886);

Quinqueton (Hystérie chez l'homme. Thèse de Paris, 1886);

Bataille (Traumatisme et névropathies. Thèse de Paris, 1886) — étudient la question ; enfin *M. Onimus* (*Union médicale* du 6 juin 1886) dans un chapitre intéressant sur les paralysies consécutives aux accidents de chemin de fer, vint préciser les conditions qui président au développement de ces paralysies et établit que ces accidents peuvent, comme l'ont dit Leyden et les Anglais, être suivis, du fait de la seule angoisse, de lésions organiques plus ou moins profondes (2).

Signalons en dernier lieu une jolie observation d'hystérie traumatique publiée à la Société médicale de la Suisse romande 1886, par le Dr Burckhardt, un mémoire de Dreschfeld de

1. Central blatt fur neuro. Pathol., p. 43, 1886.
2. The medical chronicle a monthly Record of the Progres of the medical sciences déc. 1884, n° 3.

Manchester, enfin un article de Lombroso sur le diagnostic et le traitement des accidents hystéro-traumatiques (*Lo Sperimentole*, décembre 1886).

C'est au moment où la question était à peine soulevée dans les sociétés savantes que M. le professeur Charcot fit à la Salpêtrière les belles leçons qu'a publiées le *Progrès médical*. Dans ces leçons notre maître, étudiant le symptôme en lui-même, ne tarda pas à constater l'analogie, pour ne pas dire l'identité absolue de ces manifestations rapportées au traumatisme avec les paralysies flasques ou rigides produites par suggestion chez les hypnotiques.

Le traumatisme agissait comme cause déterminante, l'esprit spéculait sur lui et réalisait par auto-suggestion la paralysie.

C'est donc bien M. Charcot qui a établi la doctrine de l'auto-suggestion et qui l'a prouvée jusqu'à l'évidence dans sa leçon sur Lelog, dont la paraplégie semblait dérouter toute pathogénie.

ÉTIOLOGIE

La vraie cause des phénomènes hystéro-traumatiques est évidemment l'état cérébral spécial dans lequel se trouvent les malades; la cause occasionnelle n'a qu'une importance peu considérable.

Nous devons cependant tenir compte de l'âge, du sexe, de la race, de la profession, de l'hérédité, des émotions morales, etc.

Avant d'établir la part qui revient à chacun de ces facteurs secondaires, nous devons dire un mot de la *fréquence* de manifestations hystériques provoquées ou éveillées par le traumatisme. Sur les cent cas qui servent de base à notre étude nous avons trouvé vingt fois des accidents de cette nature, liés au traumatisme.

Ce n'est donc pas une rareté pathologique, et si les chirurgiens voulaient étudier l'état de la motilité et surtout l'état de la sensibilité après les réductions de luxations, les contusions, etc., ils trouveraient bien probablement une foule de cas semblables aux nôtres.

Le *sexe* est indifférent. Hommes et femmes semblent égaux devant l'hystérie traumatique; cependant le sexe masculin, plus exposé que le sexe féminin au traumatisme, présenteplus souvent que ce dernier des accidents de ce genre: c'est ainsi que nous voyons sur les vingt et un cas de notre relevé 14 hommes et 7 femmes.

Remarquons aussi ce fait: chez l'homme, l'hystérie traumatique est plus fréquente et les symptômes qu'elle offre ont plus de fixité; ils ressemblent davantage aux symptômes des affections organiques et perdent ce caractère de mobilité particulier qui a été de tout temps l'apanage de l'hystérie.

Aux femmes les écarts du sentiment; aux hommes les troubles plus profonds, plus caractérisés du mouvement. Notre ami *Guinon* a fait un parallèle entre l'hystérie de l'homme et celle de la femme et il n'a pas manqué d'insister sur ce détail.

L'âge, du moins dans les cas que nous avons pu suivre, a toujours eu son importance ; toujours ou presque toujours les sujets atteints par l'hystérie traumatique étaient jeunes ; le plus jeune de nos malades, Pin..., avait 19 ans ; la plus âgée, Marie Bon.., avait 56 ans.

L'âge moyen a été 25 ans.

La *profession* n'a aucune influence ; il est même curieux de voir les professions les plus différentes atteintes par ce genre de manifestations hystériques. Il ne s'agit plus de jeunes filles plus ou moins vaporeuses, mais de robustes terrassiers venant de la campagne et roulant des wagons dans les gares, de soldats retour du Tonkin, de bouchers vivant tous les jours dans le sang et le meurtre des animaux, partant difficilement suspectables de nervosisme exagéré, — enfin de forgerons peu impressionnables, d'ouvriers mécaniciens, de laveurs de vaisselle, de cochers de fiacre.

Quelques-uns de nos malades avaient des habitudes alcooliques; mais dans le cas présent cette intoxication spéciale semble avoir joué un rôle des plus effacés.

La *race*, qui joue un si grand rôle quand il s'agit de l'hystérie en général, n'a aucune influence ici. La race sémitique si sujette aux maladies nerveuses ne semble pas être plus souvent atteinte que les autres races par l'hystérie chirurgicale. Un seul de nos traumatiques, Cab..., le soldat de la légion étrangère, appartenait à la religion israélite. Il est donc impossible de voir là une influence quelconque.

Le *tempérament* non plus que le *genre de vie* ne prédisposent d'une façon bien appréciable les malades à se paralyser ou à se contracturer sous l'influence du traumatisme. Seul le nommé Lelog... était un Breton aux tendances mystiques, couvert de scapulaires et chez qui on pouvait s'attendre à voir se développer une affection psychique.

Les émotions morales ont dans l'espèce une importance capitale. Toujours ou presque toujours le choc traumatique a été précédé d'une phase d'émotion plus ou moins violente, d'une durée plus ou moins longue, dont à la pathogénie nous nous efforcerons d'établir l'importance. Lelog... éprouva une frayeur épouvantable en entendant le fracas de la voiture de blanchisseur qui le renversa.

P..., du haut du siège de son fiacre, éprouva pendant les quelques minutes qui précédèrent la chute toutes les angoisses possibles. Les victimes des accidents de chemins de fer ont toutes ou presque toutes éprouvé des sensations analogues, et tous les auteurs qui ont écrit sur ce sujet n'ont pas manqué de faire ressortir l'importance de ce facteur: *l'effroi*.

Hérédité. Là encore nous devrions trouver la vraie raison d'être des accidents dont nous essayons l'histoire. Seulement... il nous nous semble difficile de dire dans quelle proportion nos hystéro-traumatiques sont plus ou moins héréditaires que les autres hystériques. Si nous nous en rapportons aux cas étudiés par nous sous la direction du Maître, nous trouvons que sur 21 malades, 9 avaient des antécédents héréditaires indéniables.

Parmi les maladies des ascendants les affections rencontrées le plus souvent étaient l'aliénation mentale et l'hystérie.

L'arthritisme des parents uni plus ou moins aux vésanies s'est rencontré quelquefois.

Chez les malades qui n'avaient pas d'antécédents nerveux nous devons reconnaître que les manifestations hystéro-traumatiques ont été aussi tenaces, aussi intenses que celles que nous avons rencontrées chez les héréditaires les plus avérés.

Reste enfin le traumatisme. Nous déclarons de suite n'accorder qu'une importance réduite à un traumatisme qui, tout en amenant une paralysie complète d'un membre, est souvent dans l'impossibilité de produire la moindre ecchymose, la moindre entorse.

Si quelques-uns de nos malades ont été violemment tamponnés

par une locomotive, ou assommés par un coup de massue sur la tête, d'autres aussi paralysés que les premiers n'ont fait qu'une chute insignifiante, puisque pendant plusieurs jours ils ont encore pu se servir du membre qui devait être paralysé dans la suite.

Les choses se sont passées ainsi pour Lelogeais qui a pu marcher du Cours-la-Reine jusqu'à Beaujon, pour Po... qui a pu longtemps encore après sa chute conduire son cheval.

Dans d'autres circonstances le traumatisme a été presque nul. C'était une légère entorse, une brûlure légère, une coupure par éclat de verre.

Le traumatisme, s'il a peu d'importance au point de vue de la production des phénomènes paralytiques ou douloureux, a une importance assez grande, nous dirions presque prépondérante, sur la localisation de ces phénomènes.

D'une façon générale, c'est le membre atteint par le choc qui se paralyse. Pin... (obs. 1) a reçu une poutre sur l'épaule. Porcens... (obs. 2) est tombé sur l'épaule droite, l'un et l'autre ont eu une monoplégie du membre thoracique correspondant. Mouillet (obs... 26) atteint à l'épaule droite a une monoplégie du même côté.

Il en est de même pour les paralysies avec contracture et aussi pour les contractures douloureuses, les pseudo-coxalgies par exemple.

Cette règle souffre peu d'exceptions.

Quand le traumatisme atteint la tête il y a presque toujours une hémiplégie, Metais (obs. 3) et Roze (obs. 20) sont dans ce cas. Cette hémiplégie a des caractères spéciaux; nous verrons plus loin qu'il s'agit dans ce cas-là d'une double monoplégie.

Chose à remarquer : l'hémiplégie s'est produite du même côté que la lésion.

L'intensité du traumatisme semble n'avoir qu'une importance médiocre.

SYMPTOMATOLOGIE

I. PARALYSIES FLASQUES

Un traumatisme peut faire naître chez les hystériques trois ordres de manifestations morbides dont nous examinerons successivement les symptômes ; ce sont :

1° Des paralysies flasques ;

2° Des paralysies avec contracture ;

3° Des contractures douloureuses ou arthralgies.

La paralysie flasque peut atteindre : les deux membres inférieurs ; le membre supérieur et le membre inférieur du même côté ; un membre isolément ; ou enfin se limiter à un segment de membre. On aura ainsi des paraplégies, des hémiplégies, des monoplégies et des paralysies segmentaires.

La plus fréquente de ces paralysies est la forme monoplégique que nous décrirons en premier lieu. — La description d'une paraplégie des membres inférieurs sera éclairée par une étude de la monoplégie crurale. — Cette dernière lorsqu'elle est complète est surtout remarquable par sa parfaite flaccidité : le malade couché sur son lit ne peut faire aucun mouvement de cette jambe La marche est impossible sans appui et, lorsque le malade progresse avec des béquilles, le membre inférieur inerte pend et traîne derrière lui ; il suit pour ainsi dire le bassin auquel il est attaché, et racle le sol tantôt avec la pointe, tantôt avec le bord externe du pied. Les réflexes rotuliens sont conservés, ou un peu diminués.

La suppression de la motilité est accompagnée d'une disparition de la sensibilité cutanée et profonde ; on pourrait tordre les jointures jusqu'à arracher les ligaments sans déterminer aucune douleur. — L'anesthésie cutanée (piqûre, pincement, froid) est remarquable par sa distribution : elle suit en effet le pli de l'aine, gagne l'épine iliaque antéro-supérieure, suit la crête iliaque, le pli fessier, le raphé périnéal et revient à l'extrémité interne du pli de l'aine respectant le sacrum et les organes génitaux.

Le sens musculaire est complètement aboli et c'est là un caractère de premier ordre. Le malade perd son membre dans son lit, ignore les positions qu'on donne à sa jambe, à sa cuisse ou à ses orteils, quand il a les yeux fermés. Pour atteindre le pied du côté paralysé avec la main, il doit suivre le tronc puis la cuisse et la jambe qui lui servent de fils conducteurs.

Imaginons deux monoplégies crurales et nous aurons une paraplégie ; en raison de la flaccidité des deux membres inférieurs le malade ne pourra pas même se servir de béquilles ; la station debout devient impossible ou très difficile ; le malade Lel. (obs. 24) ne pouvait faire quelques pas que fortement soutenu par deux aides.

Deux lignes semblables à celle que nous avons décrite limiteront du côté du tronc l'anesthésie cutanée formant ainsi un double gigot, suivant l'expression si exacte de M. Charcot.

Telle est la paralysie flasque d'un ou des deux membres inférieurs.

Celle qui atteint un membre supérieur isolé est beaucoup plus fréquente.

La monoplégie brachiale flasque offre un ensemble de caractères faciles à retrouver quand on les a constatés une fois.

Le bras est inerte le long du corps, son attitude est commandée par la pesanteur ; il semble que la main soit attirée en bas par un poids très lourd, ce qui coïncide avec un aplatissement de l'épaule.

Les mouvements spontanés n'existent pas, le bras paralysé est un véritable corps étranger sur lequel la volonté n'a aucune influence. Les mouvements du thorax entraînent ce bras au même titre qu'une manche vide, si bien que le membre peut se trouver projeté au-devant de la poitrine ou derrière le dos.

Si on soulève le bras, il retombe tout d'une pièce comme les membres d'un comateux.

Le réflexe du biceps et des tendons du poignet reste normal pendant toute la durée de la paralysie.

La sensibilité sous tous ses modes est abolie : anesthésie cutanée limitée du côté du thorax par une ligne coupant la clavicule à l'union du tiers externe avec les deux tiers internes ; le tiers externe du pectoral passant au-dessous du creux de l'aisselle pour regagner la clavicule en longeant le bord axillaire de l'omoplate. Parfois des zones de sensibilité normale, Por... (obs. 2), plaque sensible à la saignée du bras. Anesthésie profonde complète.

Le sens musculaire est aboli ; le malade n'a conscience de son membre que comme d'un corps étranger dont le poids est gênant et se fait sentir dans la portion du thorax restée sensible.

Les yeux fermés il n'a aucune notion de la position qu'on donne au membre paralysé ; signalons cependant un écueil ; chez le malade Cab. (obs. 4), quoique le sens musculaire fût aboli, la notion de position du membre était conservée ; quand on lui imprimait des mouvements étendus, en raison de ce fait que la peau du thorax et du dos restée sensible se trouvait tiraillée et renseignait le malade sur la position de son bras.

Si la monoplégie brachiale s'associe à celle du membre inférieur du même côté nous avons une hémiplégie dont on peut facilement reconstituer les caractères. Ajoutons qu'un des caractères principaux de cette hémiplégie traumatique comme de l'hémiplégie hystérique spontanée est l'absence de participation de la face.

Une forme de paralysie flasque, plus simple encore que la monoplégie, est la paralysie d'un segment de membre qui s'accusera par une impotence fonctionnelle de la portion sous-jacente a l'articulation atteinte, et par une anesthésie limitée par une ligne droite analogue à une ligne d'amputation ; il en est ainsi pour le malade Lel... (obs. 24) chez lequel une morsure de la main a amené une paralysie flasque du poignet et des doigts avec anesthésie cutanée et profonde remontant jusqu'à la partie moyenne de l'avant-bras : de plus, chez ce malade nous avons observé un phénomène qui nous permettra une conception toute particulière de la paralysie hystérique. En effet la morsure a été suivie dès le lendemain d'une paralysie de la main et du poignet ; cette paralysie a duré un jour, et le surlendemain de l'accident nous constations une extension de la paralysie à l'articulation du coude avec anesthésie remontant jusqu'aux attaches du deltoïde.

Ce fait nous démontre un mode de production que nous ne rencontrons dans aucun autre genre de paralysie ; la paralysie hystérique ne suit nullement la distribution nerveuse ; elle atteint soit successivement comme chez notre malade de l'obs. 24, soit d'emblée plusieurs segments d'un membre, l'anesthésie rayonnant pour ainsi dire autour d'une articulation comme centre. Nous avons donc enfin une série de paralysies segmentaires associées, rendant légitime l'opinion d'après laquelle M. Charcot considère une hémiplégie comme constituée par une paralysie de l'épaule à laquelle s'est ajoutée une paralysie du coude et du poignet ; et en outre par la réunion d'une paralysie de la hanche du genou et du cou-de-pied.

Signalons maintenant que nous avons étudié les diverses formes de paralysie, en particulier trois symptômes qui leur sont communs : ce sont tout d'abord une conservation de l'excitabilité électrique du tissu musculaire : la résistance au passage du courant électrique est augmentée du fait de l'anesthésie, comme l'a constaté M. Vigouroux ; en second lieu, une facilité surprenante des muscles si flasques à répondre d'une façon même exagérée aux excitations mécaniques. La percussion des tendons prolongée un certain temps, un massage un peu long, l'application d'un lien circulaire à la partie moyenne de l'avant-bras, sont suivis dans les muscles d'une contracture, soit dès la première séance, soit pour les malades réfractaires après deux ou trois séances.

Le dernier de ces symptômes a longtemps échappé aux observateurs ; c'est un trouble de nutrition des muscles déterminant une atrophie appréciable à la mensuration. Ce point spécial a été bien étudié par M. Babinski qui en a fait l'objet d'un article inséré dans les *Archives de neurologie*, n°s 34 et 35, 1886. Le caractère le plus important de cette atrophie est la rapidité avec laquelle elle survient. Chez Cab. (obs. 6) il a suffi de quinze jours pour voir se produire une différence de plus de 2 cent. entre le contour du bras malade et celui du côté sain. Dès que le mouvement a reparu, le muscle reprend très vite son volume primitif.

La peau elle-même se nourrit mal ; sa température abaissée de quelques dixièmes de degré et sa couleur violacée témoignent d'une paralysie vaso-motrice.

OBSERVATION I.

MONOPLÉGIE TRAUMATIQUE DU MEMBRE SUPÉRIEUR GAUCHE.

Pin..., âgé de 18 ans, profession de maçon, entré le 11 mars 1885.

Antécédents héréditaires. — La mère du malade est morte à l'âge de 46 ans à la suite « de rhumatismes » (?) ; le père est alcoolique. Une de ses sœurs, âgée de 16 ans, est sujette à de fréquentes attaques de nerfs.

Antécédents personnels. — C'est un jeune homme d'apparence solide, bien musclé, mais le fonctionnement du système nerveux a toujours laissé chez lui beaucoup à désirer. De 5 à 7 ans il a été atteint d'incontinence d'urine. Toujours il a été peu intelligent, sa mémoire est faible et il n'a pas appris grand'chose à l'école. D'ailleurs il était peureux, sujet à des terreurs nocturnes. Au point de vue moral c'est un anormal, un désiquilibré. Dès l'âge de 6 ans, il quittait souvent la maison paternelle et allait coucher sous les ponts, dans les salles d'attente des gares de chemins de fer. Son père l'ayant placé en apprentissage chez un fruitier, puis chez un pâtissier et d'autres encore, il commença ses escapades. Une nuit il fut arrêté en compagnie d'une bande de jeunes vagabonds et interné à la Roquette, où son père le laissa pendant un an.

Il y a deux ans, à l'âge de 16 ans, il fut pris d'une attaque de rhumatisme articulaire aigu généralisé, précédé par un érysipèle de la face.

c'est très vraisemblablement de cette époque que date l'altération organique du cœur que nous reconnaissons chez lui aujourd'hui.

Le 24 mai 1881, il y a dix-huit mois de cela, le malade, apprenti maçon, tomba d'une hauteur d'environ deux mètres, et resta, à la suite, quelques minutes seulement sans connaissance sur le lieu où il était tombé. Il fut transporté à son domicile, et là on reconnut l'existence de quelques contusions occupant la partie antérieure de l'épaule, du genou et du cou-de-pied gauches, contusions légères qui n'entravaient pas sérieusement l'usage des parties affectées.

Pendant quelques jours, on put croire que tout en resterait là, mais le 27 mai, c'est-à-dire trois jours après l'accident, le malade s'aperçut que son membre supérieur gauche était devenu faible. Il alla alors consulter un médecin qui reconnut, paraît-il, une parésie de tous les mouvements du bras gauche avec anesthésie de ce membre. Le 8 juin, c'est-à-dire quinze jours après sa chute et onze jours après le début de la parésie, il entra à l'Hôtel-Dieu. Là il fut examiné avec soin; on reconnut ce qui suit : signes bien caractérisés d'insuffisance aortique. Les parties qui ont été contusionnées ne sont le siège d'aucune douleur, soit spontanée, soit provoquée par les mouvements actifs ou passifs. Paralysie incomplète du membre supérieur gauche. Le malade pouvait encore, très incomplètement toutefois, fléchir la main sur l'avant-bras et celui-ci sur le bras; mais tous les mouvements de l'épaule étaient impossibles. Le membre paralysé était absolument flexible dans toutes ses articulations; pas trace de rigidité. La face, le membre inférieur gauche étaient absolument normaux; en ce qui concerne la motilité, il s'agissait donc bien là d'une monoplégie dans l'acception rigoureuse du mot. L'étude de la sensibilité fournissait les résultats que voici : Il existait déjà à cette époque une hémianalgésie gauche généralisée; l'anasthésie était complète, au membre supérieur exclusivement. Dès cette époque, on constatait le rétrécissement du champ visuel double, beaucoup plus accentué à gauche, que nous allons retrouver tout à l'heure. Enfin, le 25 juin, c'est-à-dire vingt-deux jours après le début de la paralysie, celle-ci était devenue absolument complète. Le diagnostic reste incertain, le thérapeutique inefficace. La faradisation, plusieurs fois appliquée sur le côté gauche, eut pour effet seulement de rendre la sensibilité moins obtuse sur le tronc, la face, le membre inférieur. L'anesthésie et la paralysie restèrent telles quelles au membre supérieur. Le rétrécissement du champ visuel ne s'était également nullement modifié à l'époque où le malade quitta l'Hôtel-Dieu.

C'est le 11 mars de cette année, par conséquent dix mois après l'établissement complet de la monoplégie, que le malade entra dans le service de la clinique à la Salpêtrière. Nous rétablissions alors les antécédents tels qu'on vient de les lire et de plus un examen clinique minutieux nous fournissait les résultats que voici : insuffisance aortique caractérisée. Il existe un souffle au second temps et à la base ; les artères du cou sont soulevées par des battements apparents à la vue ; pouls de Korrigan; pouls capillaire sensible au front.

La paralysie motrice du membre supérieur gauche, qui se présente inerte, pendant le long du corps et retombe lourdement lorsque, soulevé, on l'abandonne à lui-même, est complète, absolue. Il n'y a pas de traces d'un mouvement volontaire; pas trace de contracture. Les masses musculaires ont conservé leur volume, leur relief normal et les réactions électriques tant faradiques que galvaniques, ne sont en rien modifiées. Très légère augmentation relative des réflexes tendineux du coude et de l'avant-bras. Anesthésie cutanée absolue au contact, au froid, à la piqûre, à la faradisation plus intense sur toute l'étendue du membre, main, avant-bras, bras et épaule. Du côté du tronc cette anesthésie est limitée par une ligne circulaire déterminant un plan à peu près vertical qui, passant par le creux de l'aisselle, empiéterait un peu sur le creux sous-claviculaire en avant, le tiers externe de la région de l'omoplate, en arrière. L'insensibilité s'étend au même degré aux parties profondes; on peut, en effet, faradiser fortement les muscles les troncs nerveux eux-mêmes, tirailler énergiquement les ligaments articulaires, faire subir aux diverses jointures des mouvements de torsion violente,sans que le malade en ait conscience le moins du monde. La perte des diverses notions rattachées au sens musculaire est également complète ; le malade est dans l'impossibilité de déterminer, même approximativement, l'attitude qui a été imprimée aux divers segments de son membre, la place qu'ils occupent dans l'espace, la direction et la nature des mouvements auxquels ils sont soumis, etc.

En dehors du membre supérieur gauche, il n'existe de ce côté, aucune modification de la motilité, soit à la face, soit au membre inférieur, mais sur ces derniers points, ainsi que sur la moitié gauche du tronc on retrouve l'analgésie déjà signalée lors du séjour à l'Hôtel-Dieu.

L'examen du champ visuel nous donne du côté droit l'état normal, tandis qu'à gauche il y a un rétrécissement énorme ; de plus, le cercle du rouge s'est transporté en dehors de celui du bleu. Il s'est donc produit dans le champ visuel, depuis le séjour à l'Hôtel-Dieu, une modification qu'il est intéressant de constater. De plus, nous relevons que l'ouïe, l'odorat, le goût, explorés par les procédés habituels, offrent une diminution très accentuée de leur activité du côté gauche.

Le 15 mars, quatre jours après l'entrée du malade, on rechercha avec soin, ce qui n'avait pas été fait jusque-là, s'il existait chez lui des zones hystérogènes. On en trouva, en effet, une située sous le sein gauche, sur chacune des régions iliaques, une autre enfin sur le testicule droit. On remarqua qu'une excitation même légère de la zone sous-mammaire déterminait très facilement les divers phénomènes de l'aura : sensation de constriction du thorax, puis du cou ; battements aux tempes, sifflements dans les oreilles surtout à gauche. Or, en insistant un peu plus, on vit tout à coup le malade perdre connaissance, se renverser en raidissant ses membres et nous assistions ainsi à la première attaque d'hystéro-épilepsie, qu'il eût jamais éprouvée. Cette attaque était d'ailleurs absolument classique : à la phase épileptoïde succédait bientôt celle des grands mouvements. Ceux-ci sont d'une violence extrême, le malade dans ses mouvements de salutation va jusqu'à frapper sa face contre ses genoux. Un peu après il déchire ses draps, les rideaux de son lit, et tournant sa fureur contre lui-même, il se mord le bras gauche. La phase des attitudes passionnelles se développe ensuite ; le malade paraît en proie à un délire furieux : il injurie, provoque et excite au meurtre des personnages imaginaires : « Tiens, prends ton couteau... va... frappe donc ! » Enfin, il reprend ses esprits, et lorsqu'il est revenu à lui, il affirme qu'il n'a gardé aucun souvenir de ce qui vient de se passer. Il est à remarquer que pendant la durée de cette première attaque, le membre supérieur gauche n'a pas pris part aux convulsions ; il est resté flasque, complètement inerte. A partir de là, les attaques se reproduisent les jours suivants, spontanément, plusieurs fois, présentant d'ailleurs, absolument, toujours les mêmes caractères que l'attaque provoquée. Dans l'une d'elles, qui a eu lieu pendant la nuit du 17 mars, le malade a uriné dans son lit. Deux autres attaques se produisent le 19. Le 21 survient une nouvelle crise pendant laquelle le bras gauche s'agite. Au réveil le malade pouvait, à son grand étonnement, mouvoir volontairement les divers segments de ce membre, dont il n'avait pas pu faire usage, un seul instant, pendant une longue période de près de dix mois. La paralysie motrice n'était pas complètement guérie sans doute, car il restait un certain degré de parésie, mais elle s'était considérablement amendée. Seuls les troubles de la sensibilité persistaient au même degré que par le passé.

OBSERVATION II

MONOPLÉGIE HYSTÉRO-TRAUMATIQUE DU MEMBRE SUPÉRIEUR DROIT

Porcenska, âgé de 25 ans, cocher de fiacre. Salle Prus n° 5. Service de M. le professeur Charcot.

Antécédents héréditaires. — Mère morte à 56 ans d'une maladie de foie ; elle était fort nerveuse ; le malade se souvient de l'avoir vue plusieurs fois, à la suite d'une contrariété, être prise d'attaques dans lesquelles elle s'affaissait sur elle-même et perdait connaissance.

Père, grand buveur d'absinthe, n'a jamais présenté d'accidents nerveux.

Une sœur est souvent prise d'attaques de nerfs, probablement de nature hystérique.

Il n'y a pas, paraît-il, d'aliénés dans la famille.

Antécédents personnels. — Dans l'enfance, bien qu'il ne fût pas particulièrement nerveux, lorsqu'il se trouvait seul, il avait peur, dit-il, « des voleurs ». A l'âge de 7 ans, il est tombé du haut d'un cinquième étage sur un grillage en fer d'où il a rebondi sur le pavé de la cour; à partir de ce moment, sa santé s'est notablement affaiblie, et peu après a commencé à se produire la déviation considérable de la colonne vertébrale, que nous constatons actuellement.

A l'âge de 16 ans, le malade entre comme « laveur » à la Compagnie des petites voitures et peu après il contracte un rhumatisme articulaire aigu qui l'a retenu au lit pendant six semaines. Depuis cette époque, le genou droit se montre de temps en temps douloureux et tuméfié, il est, encore aujourd'hui, le siège de craquements; à la suite de cette arthrite, d'origine rhumatismale, il s'est produit un certain degré d'atrophie du triceps crural (amyotrophie d'origine articulaire) Le membre inférieur est d'ailleurs notablement plus faible que l'autre et le malade boite légèrement de ce côté; cette faiblesse relative du membre inférieur droit date de près de dix ans, elle n'a aucun rapport avec la maladie actuelle.

Cette légère infirmité et son apparence chétive n'empêchent pas d'ailleurs le malade de faire, depuis l'âge de 10 ans, le rude métier tantôt de cocher d'omnibus, tantôt de cocher de fiacre.

Le 24 décembre 1884, le cheval que conduisait le malade s'emporta; celui-ci fut projeté de son siège sur le pavé de la rue; la chute eut lieu sur le côté droit, l'épaule droite ayant, affirme-t-il, porté la première par sa partie postérieure. Pas de perte de connaissance, ni même d'émotion très intense. Le malade put se relever, se rendre chez un pharmacien et remonter sur son siège; l'épaule et le bras droit étaient un peu douloureux, mais ne présentaient pas d'ecchymose, tout au plus y avait-il un peu de gonflement. Les mouvements du membre étaient gênés, mais non abolis, et le malade put conduire son fiacre durant cinq heures encore en tenant les guides de la main gauche.

Pendant les cinq jours qui suivirent, le malade prit du repos; la douleur et la gêne des mouvements semblaient aller en diminuant. Il espérait pouvoir bientôt reprendre son travail, lorsque le 30 décembre, six jours après l'accident, ayant dormi paisiblement toute la nuit, il constate à son réveil que son membre supérieur droit était flasque, pendant, inerte, incapable de tout mouvement, à l'exception toutefois des doigts de la main qui, eux, pouvaient encore se remuer un peu. Ayant pratiqué des frictions, le malade remarqua dès ce moment même l'insensibilité de l'épaule, du bras et de l'avant-bras que nous constatons encore aujourd'hui. Il est parfaitement certain qu'il n'exista chez lui, soit au moment de la chute, soit après, aucune trace de perte de conscience, aucun trouble intellectuel d'une nature quelconque, aucune sorte d'aphasie ou d'embarras de la parole, aucune déviation de la bouche ou de la langue, aucun degré de paralysie dans le membre inférieur droit; il s'agissait donc là d'une monoplégie brachiale, avec anesthésie, dans l'acception la plus rigoureuse du terme.

Le 8 janvier 1885, le malade se rend à l'hôpital Tenon dans le service de M. Troisier, qui constate à son tour, neuf jours après le début de la paralysie, tous les faits que nous signalons actuellement d'après le récit du malade.

Aujourd'hui, 1er mai, quatre mois après le début de la monoplégie, les choses sont encore dans le même état; nous retrouvons le malade exactement dans les conditions où il était lorsque, il y a quatre mois, il a été présenté à la Société médicale des hôpitaux.

A. *Impuissance motrice.* — Le malade ne peut imprimer aucun mouvement volontaire soit aux muscles élévateurs de l'épaule, soit à l'épaule elle-même, qui est tombante, soit aux muscles du bras ou de l'avant-bras. Seuls les doigts de la main peuvent être mis en mouvement volontairement et encore ces mouvements sont-ils faibles, très faibles, au point de ne pouvoir pas s'accuser au dynanomètre.

Remarquons l'état de résolution, de flaccidité absolue du membre. Il pend le long du tronc comme un corps inerte et retombe lourdement quand après l'avoir soulevé, on l'abandonne à lui-même; le malade est obligé de le porter en écharpe pour éviter les chocs et les coups auxquels il serait, autrement, à chaque instant exposé. Il n'existe pas la moindre trace de rigidité ni de contracture. Cela rappelle la flaccidité de la monoplégie dans la *paralysie infantile spinale*. Mais ici les réflexes tendineux, au coude et poignet, sont conservés, peut-être même un peu exagérés, tandis qu'il en est tout autrement dans cette forme de paralysie spinale. D'ailleurs, et c'est là un caractère distinctif absolu, bien que la paralysie soit établie depuis quatre mois, il n'y a pas cependant le moindre vestige d'atrophie ou de diminution de consistance des muscles paralysés. La mensuration donne au bras droit, 23 c.; à l'avant-bras gauche, 22 c.

B. Il existe aussi sur ce membre, en outre de la paralysie du mouvement, des troubles profonds de la sensibilité. La sensibilité au contact, à la douleur, au froid est abolie complètement, absolument; et cette anesthésie cutanée, qui occupe d'ailleurs exclusivement les parties du membre où il y a impuissance motrice, se limite du côté des parties voisines restées sensibles par des lignes qui offrent une disposition singulière, et surtout du côté de la main ; bien peu en rapport, ainsi

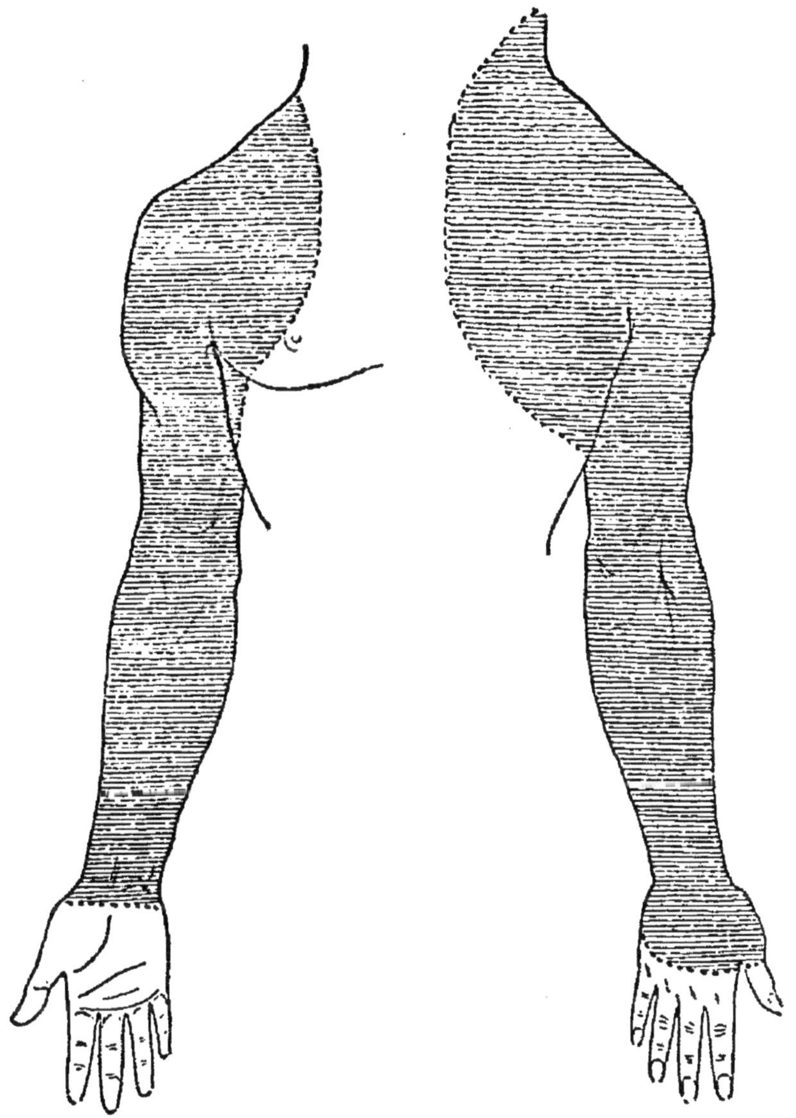

Fig. 1. Fig. 2.
Porcens... (obs. II). — Distribution de l'anesthésie.

qu'il est facile de le voir en examinant la figure ci-jointe (fig. 1 et 2), avec le mode de distribution anatomique des nerfs cutanés du membre supérieur.

Sur le dos de la main la limite de l'anesthésie est marquée, du côté des doigts, par une ligne perpendiculaire au grand axe du membre, située à quelques centimètres au-dessus de la série des articulations métacarpo-phalangiennes, tandis que sur la face palmaire, cette limite est représentée par une ligne parallèle au pli du poignet et située au-dessous de ce pli, à un centimètre environ.

L'insensibilité, d'ailleurs, n'est pas limitée à la peau; elle s'étend aux parties profondes; c'est ainsi que la faradisation, même énergique, soit des muscles, soit des troncs nerveux, alors qu'elle provoque cependant de fortes contractions musculaires, n'est pas sentie.

Les mouvements de torsion, d'arrachement imprimés à l'épaule, au coude, au poignet, n'occasionnent également aucune sensation, quelque violents qu'ils soient. Au contraire, à la paume de la main, sur une partie de la face dorsale de ceux-ci, et sur toute l'étendue des doigts, les divers modes de la sensibilité cutanée et profonde sont conservés, du moins en grande partie.

Il y a de plus, dans le membre, les doigts toujours exceptés, une perte absolue des notions qui se rattachent à ce qu'on est convenu d'appeler sens musculaire. Pour se rendre compte de ce fait, il suffit de fermer les yeux du malade et de lui enjoindre de chercher son avant-bras tenu écarté du tronc, de le saisir à l'aide de sa main gauche. Il tâtonne d'abord dans le vide, plus ou moins loin du but, et lorsqu'il est tombé presque par hasard sur un point quelconque du membre, de préférence la racine, il parcourt avec sa main tout le bras pour descendre ainsi jusqu'au point qu'on lui a ordonné de toucher. Il ne sait point dire non plus, quand il a les yeux fermés, si l'on meut son poignet, son coude ou son épaule. Au contraire, dans ces mêmes conditions, il reconnaît très bien, lorsque l'on pratique la même manœuvre sur les doigts, quel est celui d'entre eux auquel on imprime des mouvements passifs. Le malade a perdu également la notion du poids des objets placés dans la paume de sa main; lorsqu'il ne les regarde pas, il ne saurait distinguer, sans s'aider du palper, une pièce de 5 francs d'une pièce de 10 centimes; elles lui paraissent toutes deux également légères.

En résumé, impuissance motrice absolue des muscles de l'épaule, du bras et de l'avant-bras, avec perte complète de la sensibilité de la peau, des muscles, des nerfs, des tendons, des capsules articulaires, etc...; perte absolue des notions relatives au sens musculaire dans toutes les parties qui correspondent à la paralysie motrice; absence complète de rigidité des parties privées du mouvement, avec conservation du relief des muscles et légère exagération des réflexes tendineux. Voilà les points les plus saillants que nous ayons relevés jusqu'ici.

Mais il importe de signaler encore ce fait très remarquable et très significatif dans l'espèce, que les muscles pas plus que la peau ne présentent aucune marque de troubles trophiques, bien que la monoplégie date de plus de quatre mois déjà. Il n'existe pas d'amaigrissement du membre : *les muscles, soumis à un examen méthodique, n'ont présenté aucune modification des réactions électriques, soit faradiques, soit galvaniques :* pas le moindre soupçon de réaction de dégénérescence.

D'un autre côté, pas de teinte livide ou violacée de la peau, pas d'œdème; seulement, il existe peut-être sur le membre malade un très léger abaissement de la température. Ainsi, la température axillaire étant des deux côtés de 36°, 9, celle du membre sain, étudiée à l'aide du thermomètre à surface placé sur la face antérieure de l'avant-bras, s'élève à 32°, 8, tandis que celle du membre paralysé, sur le point correspondant, n'est que de 32°,4, c'est-à-dire inférieure de quatre dixièmes de degré environ.

OBSERVATION III.

MONOPLÉGIE HYSTÉRO-TRAUMATIQUE DU MEMBRE SUPÉRIEUR GAUCHE RELIQUAT D'UNE HEMIPLÉGIE HYSTÉRIQUE D'ORIGINE TRAUMATIQUE.

(Observation recueillie par M. Rieder, externe du service.)

Mel... âgé de 34 ans, artiste en cheveux, entre à la Salpêtrière dans le service de M. Charcot le 22 février 1886.

Antécédents héréditaires. — Père goutteux, obèse, alcoolique, a eu à plusieurs reprises des attaques apoplectiformes. En 1863, à la suite d'une attaque, il aurait eu une paralysie du côté gauche qui aurait duré deux ans. Mère très nerveuse, impressionnable : elle est hémiplégique du côté gauche depuis deux ans. Grands-parents maternels seraient morts paralysés.

Antécédents personnels. — A eu des convulsions étant enfant. Masturbation de très bonne heure. Pas d'affection vénérienne. Pas d'alcoolisme. A 18 ans le malade s'engage; il fait la campagne de 1870 et souffre de toute façon pendant le siège de Metz. Prisonnier en Prusse, il couche sur la terre nue et se réveille un matin avec tout son côté gauche violacé, insensible et paralysé. Pendant quatre mois, tout mouvement fut impossible du côté gauche, mais la face semble ne pas avoir été prise. Il eut pendant la durée de cette hémiplégie des attaques précédées d'une céphalalgie intense; dans ses attaques, il se débattait et perdait connaissance; ces attaques se sont reproduites parfois jusqu'à huit fois par jour. La paralysie du bras disparut la première, puis la motilité revint aussi dans le membre inférieur. En 1877, à la suite d'une grande frayeur, le malade eut de nouveau des attaques, dans lesquelles il fallait plusieurs hommes pour le maintenir.

En 1881, M. Berbez vit le malade à Beaujon où il était soigné pour de prétendues douleurs rhumatismales siégeant dans le côté gauche, dont la sensibilité cutanée semblait émoussée et qui, de plus, était plus faible que le côté droit. Le malade sortit de l'hôpital en assez bonne santé et il se porta bien pendant quatre années.

Le 22 août 1885, le malade, à la suite d'une discussion avec son père, fut frappé par ce dernier avec un rouleau à pâtisserie ; il perdit connaissance et tomba par terre : on l'apporta à la Charité dans le service de M. Després, où l'on constata une plaie des téguments de la tête de douze centimètres de longueur, s'étendant de quelques centimètres au-dessus de l'oreille gauche, à la nuque. Le malade serait resté quatre heures sans connaissance après le traumatisme. Quand il revint à lui, il était comme en Allemagne, hémiplégique du mouvement et de la sensibilité à gauche. La place se cicatrisa rapidement, mais la paralysie persistant toujours le malade fut transféré dans le service de M. Féréol, le 8 octobre 1885. — M. Berbez, interne du service, prit à ce moment son observation. Les membres supérieur et inférieur sont presque complètement paralysés. La face ne présente pas de troubles de la motilité. Le côté gauche est plus grêle que le droit; on note en prenant des mensurations les différences suivantes :

Différence entre le périmètre du bras droit et celui du bras gauche à la partie moyenne du bras, 3 centimètres.

Différence entre le périmètre de l'avant-bras droit et celui de l'avant-bras gauche à la partie supérieure de l'avant-bras, 3 centimètres.

Différence entre le périmètre de la jambe droite et celui de la jambe gauche à la partie moyenne de la jambe, 1 centimètre 1/2.

Les réflexes tendineux sont à peu près normaux. Il y a, du côté gauche, une hémianesthésie incomplète, car il est des régions où la sensibilité n'est pas tout à fait abolie. Le malade a une douleur de tête très intense qui siège à gauche et qui occupe la face et le crâne; cette céphalagie, qui est continue, s'exagère par instants, et devient intolérable. Le malade est un grand garçon pâle, à l'aspect cachectique, déprimé, adonné à l'onanisme et à l'usage de la morphine; son sommeil est souvent troublé par des rêves terrifiants.

Peu de temps après son entrée dans le service de M. Féréol, la paralysie du membre inférieur commença à s'atténuer et, un mois après, le malade pouvait marcher facilement. — La paralysie du membre supérieur était au contraire toujours absolue. Le 15 décembre 1885, à la suite de l'application d'un aimant du côté malade, il s'est fait un transfert incomplet de l'anesthésie à droite, et un retour des mouvements à gauche; depuis ce moment, le malade a pu se servir de son membre supérieur gauche, qui toutefois était beaucoup plus faible que le droit.

Etat actuel (23 février 1886). — Le malade a toujours cet aspect déprimé qu'il présentait à la Charité. Les mouvements du membre inférieur gauche sont à peu près normaux. Le membre supérieur gauche est au contraire beaucoup plus faible que le droit; la plupart des mouvements, ceux des doigts, du poignet, du coude, de l'épaule sont possibles, mais ils sont beaucoup moins étendus et moins précis que du côté opposé et ils manquent absolument de force. — La partie supérieure du tronc est manifestement plus grêle à gauche qu'à droite; l'atrophie est surtout marquée sur le membre supérieur et l'épaule gauche. Le deltoïde est très aminci. La région antérieure du thorax est un peu déprimée; il en est de même de la région postérieure; les muscles sus et sous-épineux sont atrophiés. Le périmètre du bras gauche à la partie moyenne est de 18 centimètres et celui du bras droit au même niveau, de 22 centimètres. L'atrophie semble porter sur tous les muscles, le biceps et le triceps sont très réduits de volume. A la partie supérieure de l'avant-bras gauche le périmètre est de 19 centimètres et au même niveau à droite le périmètre est de 22 centimètres. L'atrophie paraît porter davantage sur les muscles épitrochléens que sur les épicondyliens. Les éminences thénar et hypothénar gauches sont un peu aplaties.

La jambe gauche est plus grêle que la droite; le plus grand périmètre est de 27 centimètres et de 28 1/2 à droite. A la cuisse, pas de différence sensible entre les deux côtés. Les muscles atrophiés ne présentent pas de secousses fibrillaires. L'excitabilité idio-musculaire parait normale. La contractilité électrique est un peu plus affaiblie; mais elle est tout à fait normale, l'examen pratiqué avec les courants faradiques et galvaniques montre qu'il n'y a pas de réaction de dégénérescence. La résistance électrique est augmentée.

La sensibilité est complètement abolie dans le membre supérieur gauche (sensibilité au tact, à la douleur, à la température, sens musculaire; dans le reste du côté gauche la sensibilité n'est que diminuée, plus ou moins, suivant les régions.

Le côté gauche du corps a une température plus basse que le côté droit. Les réflexes tendineux sont plus faibles à gauche. — Il y a à gauche un rétrécissement du champ visuel très prononcé, mais il n'y a pas de dyschromatopsie. L'ouïe est très affaiblie à gauche. Le goût et l'odorat sont abolis à gauche. Il y a anesthésie du pharynx du même côté. Les deux testicules sont très grêles; le malade dit qu'ils ont toujours été dans cet état et que pourtant ses désirs sexuels étaient normaux autrefois; actuellement ils sont très affaiblis; le testicule gauche remonte jusqu'à l'anneau, et il est très sensible à la pression; la douleur provoquée par la pression ne reste pas localisée au testicule; elle remonte jusque vers le creux épigastrique. Depuis 1877 le malade n'a pas eu d'attaques. On prescrit au malade de faire dans la journée des exercices de gymnastique et d'exécuter en particulier des deux membres supérieurs des mouvements synergiques. On prie d'autre part M. Gautiez de masser et de flageller le malade. Les flagellations sont faites par M. Gautiez sur la région pariétale droite; après chaque séance, la sensibilité reparait au membre supérieur gauche pendant plusieurs heures, et au bout de plusieurs séances elle persiste d'une façon définitive, mais elle est toujours plus faible qu'à droite (21 avril). — Le malade a fait depuis son entrée à l'hôpital les exercices qu'on lui avait recommandé de faire. Son état général est toujours le même. Le membre supérieur gauche paraît un peu plus fort qu'autrefois, mais il est toujours beaucoup plus faible que le droit. Les muscles ont augmenté de volume. Les mensurations prises aux mêmes endroits que le 23 février montrent les différences suivantes :

23 février			21 avril		
Bras gauche............	19	cent.	Bras gauche...........	20	cent.
— droit.............	22	—	— droit..............	22	—
Avant-bras gauche...	19	—	Avant-bras gauche....	21	—
— droit......	22	—	— droit.......	21	—
Jambe gauche........	27	—	Jambe gauche........	27 1/3	—
— droite.........	28 1/2	—	— droite..........	28 1/2	—

Cette observation est un nouvel exemple de paralysie hystérique avec amyotrophie et nous croyons qu'il est facile de l'établir. — En effet, il n'y a aucune difficulté à démontrer que le malade est un hystérique, car il présente tous les principaux stigmates de cette névrose, tels que l'hémianesthésie sensitivo-sensorielle, le rétrécissement du champ visuel, un testicule douloureux à la pression et pouvant être considéré à cause des caractères de la douleur comme un point hystérogène; enfin, des attaques, qui, par les renseignements donnés par le malade, paraissent bien être des attaques hystériques.

OBSERVATION IV

MONOPLÉGIE DU MEMBRE INFÉRIEUR A LA SUITE D'UNE CONTUSION DE L'ARTICULATION TIBIO-TARSIENNE.

Veuve Mell.., 31 ans. Père adonné aux pratiques religieuses, très nerveux, né en Angleterre. Mère allemande, eut de grands chagrins pendant qu'elle était enceinte de Mell. Oncle paternel maniaque, mort d'une maladie spinale ; deux grandes tantes maternelles, aliénées.

Antécédents personnels. — Pas de convulsions dans la première enfance.

A 8 ans fièvre typhoïde ; à cet âge seraient apparus les premiers accidents hystériques ; à 10 ans, scarlatine ; à 12 ans, chorée de Sydenham qui s'est répétée après une intervalle de quelques mois ; à 14 ans, apparition des règles ; à 15 ans, coqueluche.

De 14 à 16 ans, toux ne s'accompagnant pas d'expectoration ; vers cette époque la malade eut des crises nerveuses : elle pleurait, riait, déchirait ses vêtements, se mordait. Ces crises se répétèrent à des intervalles variables.

En avril 1881 elle perd un de ses enfants qui mourut d'une angine diphtérique ; cette mort lui cause de violentes attaques. En septembre de la même année, elle perd son mari, ce qui lui donne encore de fortes crises ; alors elle est reçue à Sainte-Anne, service de M. Magnan, où elle reste deux mois, après lesquels elle vient dans le service de M. Charcot. Depuis cette époque la malade a des attaques d'hystéro-épilepsie revenant à des intervalles indéterminés et généralement à l'occasion d'une contrariété ; ces attaques se caractérisent de la façon suivante : aura anomale, convulsions surtout cloniques, arc de cercle tantôt en avant tantôt latéralement, hallucinations dans lesquelles elle voit des serpents, des hyènes, etc.

Ces attaques durent entre trois quarts d'heure et deux heures ; la compression ovarienne ne les arrête pas complètement.

Etat actuel (janvier 1885). — Hémianesthésie et ovarie droites ; diminution et retard très notables de la sensibilité cutanée à gauche. — Dyschromatopsie gauche. — Fourmillements, engourdissements, douleurs erratiques plus intenses au poignet et à l'avant-bras droits et existant du reste depuis très longtemps. Voici dans quelles circonstances est survenue la paralysie du membre inférieur droit :

La malade ressentait depuis quelque temps déjà avant novembre 1883 une certaine facilité à se fatiguer quand elle marchait un peu, mais elle n'était nullement paralysée ; à cette époque, lors de la distribution des prix à la Salpêtrière, elle buta contre une estrade et tomba en se faisant une légère contusion ; à partir de ce moment elle accusa une douleur intense au niveau de l'articulation tibio-tarsienne ce qui, joint à une légère teinte ecchymotique à ce niveau, fit craindre une entorse ; on appliqua une bande, et, sur les instances répétées de la malade qui prétendait souffrir énormément, quand on la retirait, on en continua l'emploi pendant près de trois mois. — Peu à peu les douleurs ressenties par la malade avaient diminué, mais l'impotence motrice avait été en augmentant de telle sorte que bientôt la malade se trouvait, comme elle en avait manifesté la crainte dès le premier moment, paralysée de tout le membre inférieur droit.

Actuellement Mme Mell... a le membre pelvien droit paralysé, le membre supérieur droit parésié.

Le membre inférieur gauche est pris quelquefois d'un certain degré de faiblesse. Si on lui dit de toucher un des doigts de la main droite avec la main gauche elle ne le fait pas ; en répétant cette manœuvre pour les orteils droits elle s'y trompe ; donc perte de la notion de position des membres droits.

En percutant le tendon patellaire droit on constate une exaltation du réflexe de ce côté, quoique la paralysie ait toute l'apparence d'une paralysie flasque. Les réflexes du poignet et olécraniens droits sont exaltés ; mais pas en proportion avec l'exagération du réflexe du tendon rotulien. — Du côté gauche ils sont plutôt un peu forts.

Ce qui nous semble devoir être mis en lumière dans cette observation *c'est la tendance à la paralysie des quatre membres.* La monoplégie pure est rare. Marie et Souza l'ont fait remarquer dans leur article sur la paralysie hystérique. On dirait que chez les grands hystériques comme chez Mell... la lésion fonctionnelle qui cause la monoplégie diffuse un peu dans les zones voisines. — L'observation 7 a été prise par nous-même chez un des grands hypnotiques qui nous a servi à limiter les segments de membre qu'atteint la paralysie psychique par suggestion. Remarquons encore, malgré la tendance à l'hémiplégie, *la non-participation de la face.*

OBSERVATION V

MONOPLÉGIE BRACHIALE HYSTÉRO-TRAUMATIQUE (RÉSUMÉ) (1)

Sylv..., cavalier au 6e régiment de hussards, 24 ans.

Pas d'antécédents héréditaires. — Pas de nervosisme antérieur.

Le 8 mai 1884, chute de cheval. — Le cavalier est pris sous sa monture et se casse le radius à la partie moyenne.

Séjour de cinquante jours à l'hôpital militaire avec un appareil plâtré.

L'appareil enlevé, on trouve un peu de gêne des mouvements.— Cette gêne le jour de la sortie du malade devient en quelques minutes une paralysie absolue de tout le membre supérieur droit.

La paralysie ne se modifia pas pendant le congé de convalescence de quatre mois qui lui fut accordé et, rentré au corps le 2 novembre 1885, le malade fut examiné par M. Duponchel qui décrit ainsi la paralysie :

Paralysie flasque ; inertie totale du membre : aucun mouvement n'est possible dans les articulations de l'épaule, du coude, du poignet, de la main, des doigts, du côté droit.

Perte absolue de la sensibilité à la douleur, à la température, au contact ; cette anesthésie s'étend aux parties profondes, car la torsion violente du membre n'est pas douloureuse ; les décharges électriques les plus fortes ne causent ni appréhension ni douleur, tant que les réophores restent apposés sur les parties anesthésiques.

Perte du sens musculaire.

La contractilité musculaire est normale dans les mêmes régions.

L'anesthésie s'étend jusqu'à l'épaule ; *elle est bordée par une zone de sensibilité atténuée* ; la ligne de démarcation est difficile à établir. — On peut dire que l'anesthésie fait le tour des attaches du membre.

Stigmates sensitifs. — Rétrécissement du champ visuel dans l'œil droit ; transposition du bleu.

Abolition du réflexe pharyngien.

Conservation des réflexes rotuliens et crémastériens.

1. *Revue de médecine.* Duponchel : *Hystérie dans l'armée* 10 juin 1879.

OBSERVATION VI

MONOPLÉGIE HYSTÉRO-TRAUMATIQUE DU MEMBRE SUPÉRIEUR GAUCHE

Cab..., âgé de 21 ans, israélite, entre le 16 février 1886 dans le service de M. Charcot, à la Salpêtrière.

Antécédents héréditaires. — Côté paternel : rien de particulier à signaler au point de vue des affections nerveuses. — Côté maternel. De ce côté, tous ses parents se distinguent par un caractère très violent. — Mère a été enfermée pendant quelque temps dans un asile pour aliénation mentale ; elle était sujette à des accès de colère violents, à la suite desquels survenaient des hématémèses et des névralgies faciales. — Père de la mère mort en vingt-quatre heures à la suite d'une attaque d'apoplexie. Sœur du malade morte à la suite de convulsions à l'âge de quatre ans et demi.

Antécédents personnels. — Le malade est sujet, depuis son enfance, à de violents accès de colère qui sont suivis, comme chez sa mère, d'hémorragies ; il sent le besoin de vomir et il rend du sang par la bouche et le nez. — Son caractère a toujours été très mobile. Il fait des études classiques au collège de Liège et il va jusqu'en rhétorique. A cette époque — il a alors seize ans et demi, — il devient éperdument amoureux, il veut se marier ; mais, ne pouvant y parvenir, il ressent un très vif chagrin, et sans savoir pourquoi, il quitte brusquement Liège et vient à Paris. Il reste huit jours à Paris et s'engage dans la légion étrangère — cela se passe en 1882. Il reste un an en Afrique ; à la fin de 1883 on l'envoie au Tonkin. — Au bout de six mois, il est pris d'une fièvre intermittente qui dure trois mois. Vers cette époque, c'est-à-dire vers le milieu de 1884, il reçoit à la tempe gauche une blessure qui paraît avoir été superficielle, et dont il reste encore une cicatrice déprimée, de l'étendue d'une pièce de cinquante centimes, douloureuse à une pression même légère. A la suite de cette blessure il est tombé sans connaissance sur le champ de bataille ; il est resté vingt-quatre heures sans connaissance et pendant quatre jours il a eu du délire ; il est resté une quinzaine de jours à l'infirmerie pour cette blessure ; pendant vingt jours, il a eu une chute de la paupière gauche. Depuis cette époque, sa mémoire a diminué, son sommeil est devenu agité et il a éprouvé des douleurs de tête assez fortes limitées au côté gauche, qui ont persisté avec la même intensité jusqu'au mois de septembre 1885. — A ce moment, le malade a quitté le Tonkin, renvoyé de là pour cause de faiblesse, il est retourné à Oran, où sa santé s'est améliorée; les maux de tête ont diminué d'intensité.

Notons avant d'aller plus loin que le malade n'est ni syphilitique, ni alcoolique.

Le 28 décembre 1882, le malade va se promener en ville; il se sent très bien et n'éprouve pas ce jour-là de céphalalgie ni aucun trouble d'aucune sorte, quand tout à coup, sans avoir éprouvé préalablement aucune sensation de vertige, sans avoir senti aucun phénomène précurseur quelconque, il perd connaissance et tombe sur le côté droit (ce sont ses camarades qui lui ont donné ce renseignement). Le jour suivant, à six heures du matin, il revient à lui; il lui semble simplement qu'il sort d'un profond sommeil; il ne se souvient aucunement de ce qui s'est passé la veille et il est très étonné de se trouver à l'hôpital. En voulant s'habiller, il s'aperçoit qu'il ne peut plus du tout remuer le membre supérieur gauche. Le médecin l'examine à la visite du matin. — Le membre supérieur gauche pendait le long du corps; il était raide, les doigts dans l'extension; tout mouvement était impossible; la sensibilité à la piqûre avait complètement disparu; avec la machine à induction il a senti un peu de douleur; mais le jour suivant, il ne sentait plus du tout le passage du courant électrique. Il avait sur le bras plusieurs plaques rouges que le médecin a qualifiées, dit le malade, de vaso-motrices. — Le malade a eu depuis de fréquentes attaques; celles-ci n'ont pas toujours eu les mêmes caractères; les médecins ont distingué chez lui, dit-il, cinq variétés d'attaques; quelques-unes d'entre elles ressemblaient, d'après les renseignements qu'il nous donne, à celles qu'il a à la Salpêtrière; nous en indiquerons plus loin les caractères.

L'attitude du membre supérieur a subi depuis le début quelques modifications. Les doigts qui étaient au début dans l'extension, se fléchissaient parfois, et pendant plusieurs jours, les ongles s'enfonçaient dans la paume de la main, puis les doigts s'étendaient de nouveau; d'autre part, le membre était tantôt flasque, tantôt contracturé. Sept jours après le début de sa paralysie, le médecin lui a appliqué sur la tempe gauche et sur la région antéro-interne du bras gauche des plaques de zinc, et sur la partie antéro-externe du bras une plaque d'argent. Au bout de vingt trois heures, il y a eu un transfert de la sensibilité qui a duré neuf heures. Vers la même époque, c'est-à-dire une semaine environ après le début de la paralysie, le membre supérieur a commencé à s'atrophier (le malade affirme que les deux côtés du corps avaient été jusque-là semblables et même que le côté gauche était plus fort, car il est gaucher), et cette atrophie a été en s'accentuant rapidement; elle a été suivie par le médecin au moyen de mensurations. Le malade remarqua encore, à cette époque, que le membre inférieur gauche, qui jusque-là avait conservé toute sa force, commençait à faibur. — Le 6 janvier, à la suite d'une attaque, le malade est resté aphone pendant trois jours; l'aphonie a disparu à la suite d'un accès de colère. Il a eu aussi, pendant six jours, de la rétention d'urine qui a nécessité le cathétérisme.

Etat actuel (Examen pratiqué le 19 février 1886). — Le malade est un homme d'une taille au-dessus de la moyenne, à la figure pâle, mais d'une constitution en apparence assez vigoureuse, à la physionomie exprimant la vivacité et l'intelligence. Ses réponses sont très nettes, très précises, ne se contredisant jamais les unes les autres. Il nous a donné tous les renseignements qui précèdent avec une grande clarté. Voici ce que l'on observe actuellement chez lui en l'examinant d'une façon méthodique :

Le membre supérieur gauche est complètement paralysé; les mouvements de l'épaule, du coude, du poignet et des doigts sont absolument impossibles. Le bras pend inerte et flasque le long du corps; les doigts sont dans l'extension et ils présentent un peu de raideur. — Le membre supérieur gauche est beaucoup plus grêle que le droit; la différence est frappante, sans même qu'il soit besoin de recourir à la mensuration, et on la constate facilement, quelle que soit la situation dans laquelle on place le malade; cette diminution dans le volume du membre paraît tenir principalement sinon exclusivement à l'atrophie des masses musculaires et celle-ci s'observe dans tous les segments du membre à partir de l'épaule jusqu'à la main. L'épaule est aplatie et le deltoïde est manifestement très atrophié; la paroi antérieure du creux de l'aisselle est notablement amincie et le grand pectoral fortement atrophié, le côté gauche de la paroi thoracique antérieure présente une dépression; en arrière les régions sus et sous-épineuses sont aussi légèrement déprimées et le bord interne de l'omoplate se détache de la paroi thoracique un peu plus à gauche qu'à droite, mais cela dans de si faibles proportions que l'on ne peut dire au juste s'il s'agit là d'une disposition due à l'état pathologique actuel ou s'il ne s'agit pas là simplement d'une asymétrie ancienne non imputable à l'affection présente.

La diminution de volume du bras est considérable; la plus grande circonférence du bras gauche est de 22 centimètres et de 25 centimètres à droite; l'atrophie semble porter à peu près également sur les muscles antérieurs et postérieurs du bras; en pressant entre les doigts les muscles biceps et en les comparant à ceux du côté opposé on constate une notable atrophie. L'atrophie de l'avant-bras est moins marquée que celle du bras. La plus grande circonférence est de 24 centimètres à gauche et de 25 centimètres à droite; il est difficile de dire si l'atrophie s'est faite plutôt aux dépens des muscles de la région antérieure ou de ceux de la région postérieure de l'avant-bras. Les éminences thénar et hypothénar sont plus grêles à gauche qu'à droite. — Les muscles atrophiés ne présentent pas de secousses fibrillaires. L'excitabilité idio-musculaire de ces muscles ne paraît pas modifiée. A l'électrisation tous ces muscles atrophiés se contractent plus faiblement que ceux du côté opposé, mais le mode de contraction est absolument normal ; dans aucun muscle on n'a pu constater la réaction de dégénérescence. Il y a du côté paralysé augmentation de la résistance électrique (1).

La sensibilité est abolie dans le membre supérieur gauche, comme l'indiquent les figures 1 et 2, sauf à la paume de la main et à la partie palmaire des doigts où la sensibilité est toutefois diminuée ; tous les modes de la sensibilité sont abolis. Il semble au malade qu'il n'a pas de bras ni d'épaule. — Le sens musculaire fait aussi complètement défaut dans ce membre.

La température du membre supérieur gauche, est plus élevée que celle du côté opposé. Il est bien plus facile de provoquer du côté gauche que du côté droit par le grattage des raies vaso-motrices.

Les réflexes tendineux sont exagérés du côté malade. En redressant les doigts on provoque de l'épilepsie spinale.

La sensibilité du reste du côté gauche du corps est conservée, mais très diminuée ; et cela est surtout net en ce qui concerne la sensibilité à la température.

Le membre inférieur gauche est un peu plus faible que le droit. La circonférence maxima de la jambe gauche est de 33 centimètres, tandis que celle de la droite est de 34 centimètres.

La face ne présente aucune espèce de déviation.

L'ouïe, l'odorat et le goût sont un peu plus faibles à gauche qu'à droite. — Rien du côté des yeux ; pas de rétrécissement du champ visuel.

Attaques. — Elles proviennent spontanément ou à la suite de la compression de certains points. Il existe deux zones hystérogènes : la nuque au niveau de la septième cervicale, et les globes oculaires ; il suffit de mettre la main sur les yeux pour provoquer l'attaque. Dans la première attaque que nous avons observée, le malade est tombé brusquement sans pousser de cri, à la suite de l'occlusion des yeux ; son corps a fait aussitôt un arc de cercle ; l'attaque a, du reste, immédiatement été enrayée par la compression pratiquée au niveau des échancrures sus-orbitaires : le malade est aussitôt revenu à lui. Les autres attaques ont eu des caractères différents ; voici sous quel aspect elles se

1. L'examen électrique de ce malade, comme celui aussi des autres malades dont les observations suivent, a été pratiqué par le Dr Vigouroux, directeur de l'établissement électrique de la Salpêtrière ; nous le remercions vivement de son obligeance.

présentent habituellement : le malade tombe brusquement en avant et à droite ; il place sa tête sur son bras droit qui est dans l'extension et levé en l'air ; le poignet est fermé et tout le bras est raide ; généralement le malade mord son bras ; la jambe droite est fléchie sur la cuisse et le membre inférieur est raide comme le membre supérieur, la raideur s'observe aussi du côté gauche, mais elle est moins accentuée que du côté droit. En plus, la situation des membres est différente ; le membre supérieur gauche est appliqué le long du corps, les doigts dans la flexion, la jambe gauche est étendue sur la cuisse. Le malade reste dans cette situation sans pousser le moindre cri, les yeux fermés, la figure sans aucune expression particulière, ni pâle ni congestionnée, pendant quelques minutes ; puis on voit survenir quelques mouvements cloniques, mais peu accentués ; enfin le malade pousse quelques cris étouffés, sanglote un peu, puis revient complètement à lui sans garder le moindre souvenir de l'attaque et sans éprouver la moindre fatigue. Ajoutons que quoique le début de l'attaque paraisse absolument brusque et que quoique le malade semble ne pas en être prévenu il existe en réalité une sensation spéciale qui la précède ; le malade sent comme une boule qui de la région épigastrique remonterait à la gorge ; mais l'attaque suit de si près cette sensation, que le malade n'a pas le temps de se garer et qu'il tombe aussitôt.

Après le 19 février, le malade a eu encore quelques attaques différentes de celles-la : pour ne plus avoir à revenir sur les attaques nous indiquerons ici leurs caractères. Quelques-unes d'entre elles se présentent sous l'aspect suivant : il y a d'abord une phase épileptiforme calquée sur les attaques épileptiformes décrites plus haut ; puis dans une seconde phase le malade semble revenir à lui, se lève, se met à marcher, quelquefois à courir, sort de la salle, mais il est étranger à ce qu'on dit autour de lui, ne répond pas quand on l'interpelle ; enfin il revient a lui et ne se souvient aucunement de ce qui s'est passé. Parfois, après la phase épileptiforme, il est pris de délire, crie, gesticule, se figure qu'il est en présence des Chinois, et il est dangereux pour les personnes qui l'entourent.

24 février. — A la suite d'une attaque, le malade est pris de mutisme ayant tous les caractères du mutisme hystérique et qui ne dure que douze heures. Les doigts qui étaient raides le premier jour, sont aujourd'hui flasques.

27. — L'affaiblissement du membre inférieur gauche n'est plus appréciable, les deux jambes paraissent avoir la même force. Mais la paralysie et l'anesthésie du membre supérieur ne se sont pas encore modifiées, c'est-à-dire qu'elles sont absolues. — On prie alors le docteur Gautiez, ancien interne des hôpitaux qui pratique le massage avec succès, de masser le malade. M. Gautiez masse le membre supérieur droit, c'est-à-

dire le membre sain, et on observe alors, au bout de cinq minutes environ, le retour de la sensibilité à la face dorsale des doigts et à la partie inférieure de la face dorsale de la main, sans retour de la motilité des doigts ; en même temps la sensibilité s'émousse dans les régions correspondantes du côté opposé ; on continue le massage, mais le malade est pris d'une attaque qui oblige de suspendre l'opération ; la sensibilité persiste pendant quatre heures environ, puis disparaît.

Le 28, à la suite d'une attaque, le malade est pris de nouveau de mutisme. Les doigts présentent aujourd'hui de la raideur.

Le 1er mars. — Le mutisme persiste et il a tous les caractères du mutisme hystérique, l'intelligence est tout à fait conservée ; le malade ne peut parler qu'à voix basse, ne peut émettre le moindre son, et écrit, au contraire, avec la plus grande facilité ; il éprouve en même temps dans la gorge une sensation de boule très pénible. — On pratique de nouveau le massage et il se passe exactement la même chose que le 27 février. La sensibilité revient dans la même région et le malade a une attaque. Lorsque le malade revient à lui, il s'assied auprès du poêle, et, quelques minutes après, il lui semble que la boule qu'il sent dans la gorge se déplace, descend et disparaît, et en même temps son mutisme se dissipe. « C'est fini, dit-il, ma boule a disparu. » Et il parle comme par le passé.

4. — Paralysie et anesthésie du membre supérieur gauche dans le même état. M. Gautiez pratique alors ce qu'on appelle dans le massage la flagellation, dans la région temporo-pariétale droite (l'opération est commencée à onze heures du matin), et voici ce qu'on observe alors : au bout de quelques minutes, la sensibilité reparaît à la face dorsale des doigts, gagne la main, puis l'avant-bras, et enfin le bras et l'épaule ; on dit à ce moment au malade de mouvoir ses doigts, son poignet ou son coude, mais il ne peut y arriver ; on fait faire alors aux doigts et à la main paralysés des mouvements passifs en disant au malade de regarder ce que l'on fait et de faire exécuter en même temps aux doigts et à la main du côté opposé les mêmes mouvements ; au bout de quelques instants, quelques mouvements spontanés sont possibles ; ils sont d'abord très limités, mais deviennent de plus en plus étendus à mesure qu'on continue les manœuvres que nous venons d'indiquer ; par le même procédé, on finit par faire mouvoir le coude et l'épaule et finalement, vingt minutes environ après le début de l'opération, tous les segments du membre malade peuvent se mouvoir spontanément ; pourtant ces mouvements sont loin d'être aussi étendus que du côté opposé ; les mouvements de l'épaule sont en particulier très limités et tout le membre supérieur, en particulier la main et les doigts, présentent un tremblement, à oscillations assez étendues et assez fréquentes, mais régulières. En même temps le membre supérieur du côté

opposé s'engourdit un peu, mais cet engourdissement est très passager et disparait rapidement. Une heure et demie après cette opération, la motilité persiste, mais la sensibilité a déjà très notablement diminué. On renouvelle pendant une minute environ la flagellation dans la région temporo-pariétale droite et la sensibilité revient aussitôt dans le membre supérieur gauche. — Le malade est alors abandonné à lui-même ; la motilité persiste jusqu'à quatre heures de l'après-midi (en tout cinq heures), et la sensibilité jusqu'à neuf heures du soir ; puis la paralysie et l'anesthésie se rétablissent avec les caractères qu'elles présentaient avant l'opération.

5. — La flagellation est renouvelée dans la matinée, et on observe les mêmes phénomènes que la veille avec les différences suivantes : dès que la sensibilité a gagné la partie inférieure de l'avant-bras on fait exécuter aux doigts et à la main des mouvements passifs, et les mouvements spontanés reviennent avant que la sensibilité ait gagné le bras ; on fait exécuter ce jour à l'épaule des mouvements passifs avec plus de persistance que la veille et les mouvements spontanés arrivent à être plus étendus que la veille ; on recommande enfin au malade de continuer à exercer son membre supérieur pendant la journée.

Le malade est examiné deux heures après l'opération ; il s'est conformé aux indications qu'on lui a données et les mouvements sont plus étendus qu'ils ne l'étaient immédiatement après l'opération. La sensibilité est déjà un peu obtuse. La sensibilité va sans cesse en diminuant et disparait complètement vers quatre heures du soir. La motilité persiste. Le malade a dans la soirée une attaque épileptiforme suivie de délire et, lorsqu'il revient à lui, la motilité persiste encore.

6. — Les mouvements spontanés du membre supérieur gauche persistent encore, et ils sont même un peu plus étendus que la veille ; le tremblement a diminué mais l'anesthésie est complète ; le sens musculaire est aboli. On renouvelle la flagellation et, comme les jours précédents, la sensibilité reparait de bas en haut, la sensibilité reparait en même temps que le sens musculaire. La sensibilité ne persiste pas plus de deux heures. Le malade s'endort le soir pouvant mouvoir son bras.

7. — Il se réveille absolument impotent de son membre supérieur. Le bras et l'avant-bras sont flasques. La main est fléchie et contracturée ; les doigts sont aussi fléchis et contracturés.

10. — Le malade depuis le 7 mars est redevenu paralysé du membre supérieur gauche. Il s'endort dans l'après-midi et, à son réveil, il s'aperçoit avec étonnement qu'il peut de nouveau le mouvoir.

13. — On prend les mesures des membres et voici ce qu'on constate : la circonférence de la jambe gauche est pareille à celle de la jambe droite ; entre le bras gauche et le bras droit, au lieu de trois centimè-

tres de différence il n'y a plus que deux centimètres, l'épaule et le thorax se présentent à peu près sous le même aspect que le premier jour où le malade a été examiné.

14. — La paralysie reparait au réveil du malade.

21. — La paralysie persiste. On recommence la flagellation ; il survient une attaque ; mais a la suite de l'attaque, la paralysie et l'anesthésie disparaissent pendant une heure, après quoi elles reparaissent, sauf à la main.

22. — La sensibilité reparait spontanément jusqu'au coude, mais la main seule peut se mouvoir. M. Gautiez recommence la flagellation, cette fois non plus sur la tête mais sur la partie sensible du bras malade ; quinze minutes après le début de l'opération, retour de la motilité et de la sensibilité ; cette dernière disparait de nouveau au bout d'une heure ; mais la motilité persiste.

25 avril. — Depuis plus d'un mois la motilité persiste toujours. L'amyotrophie s'est très notablement atténuée ; l'épaule est beaucoup moins aplatie que le jour de l'entrée du malade à l'hôpital, le deltoïde s'est développé et le muscle grand pectoral est bien plus volumineux. Entre les régions sus et sous-épineuses du côté droit et celles du côté gauche, il n'y a plus de bien grande différence ; entre les deux bras, il n'y a plus dans la circonférence qu'un centimètre de différence ; l'avant-bras qui n'était, il est vrai, que peu atrophié, ne s'est guère modifié ; les éminences thénar et hypothénar sont à peu près aussi volumineuses que celles du côté opposé.

OBSERVATION VII

GRANDE HYPNOTIQUE. HYSTÉRO-ÉPILEPSIE ET ÉPILEPSIE A CRISES SÉPARÉES. MONOPLÉGIE DU MEMBRE SUPÉRIEUR GAUCHE APRÈS UNE LUXATION DE L'ÉPAULE.

Clessienne A., âgée de 18 ans, fleuriste.

Antécédents. — Mère morte de phtisie pulmonaire ; père rhumatisant. Du côté maternel, une tante a des attaques *d'hystérie* ou *d'épilepsie*.

La malade a depuis sa seconde enfance des antécédents hystériques : toux qui a duré pendant un an, contracture de la mâchoire durant six mois.

A l'âge de 12 ans, elle a été prise subitement dans la rue d'une attaque d'hystérie. Ces attaques pendant 18 mois sont revenues quotidiennement. Après une pause de 9 ou 10 mois, les attaques ont recommencé; c'est à cette époque (1882) qu'elle est entrée chez M. Legrand du Saulle. A la suite d'un traitement par les douches et le bromure de potassium les attaques se sont espacées.

Le 5 janvier 1883, fracture du péroné. En sortant du service de M. Terrillon elle est entrée dans le service de M. Charcot.

Actuellement elle présente les stigmates hystériques suivants :

Hémianesthésie du côté droit, sensibilité superficielle et profonde abolie :

Du côté des sens, rétrécissement considérable du champ visuel, dyschromatopsie, diminution de l'acuité visuelle. Conjonctive insensible du côté droit.

Diminution de l'ouïe du même côté. L'odorat présente les mêmes troubles.

La langue est insensible dans le côté droit, le goût est aboli.

Anesthésie pharyngée.

Douleur ovarienne. — Point hystérogène dans la région scapulaire gauche. — Grand hypnotisme.

La malade présente actuellement des attaques d'hystérie et des accès d'épilepsie bien séparés.

Les attaques d'hystérie présentent les caractères classiques de l'hystéro-épilepsie : aura, phase tonique, convulsions et attitudes passionnelles lubriques.

Les accès d'épilepsie sont également classiques; leur apparition remonte à un an environ et reviennent environ tous les huit jours, tandis que les attaques d'hystérie sont plus espacées.

Un jour, Amélie Cles.... qui a des crises séparées d'épilepsie, tomba de son lit et se luxa l'épaule gauche (côté sensible). Quand on arriva dans la salle le matin, quelques heures après l'accident, on trouva la malade avec une monoplégie du membre supérieur gauche en tout semblable à celle qu'on provoquait chez la même malade par la suggestion.

En même temps que le membre supérieur gauche était devenu insensible, le droit s'était dégagé; il s'était donc produit un véritable transfert.

Quelques jours après la réduction de la luxation tout rentra dans l'ordre, c'est-à-dire que le membre supérieur gauche recouvra sa sensibilité pendant que le membre droit redevenait de nouveau insensible.

La malade se luxant facilement l'épaule, nous avons vu les mêmes phénomènes se reproduire plusieurs fois.

II. PARALYSIES HYSTÉRO-TRAUMATIQUES AVEC CONTRACTURE

Le traumatisme peut produire, moins souvent à la vérité que la paralysie flasque, la paralysie avec contracture.

Cette forme de paralysie s'accusera par une attitude du membre

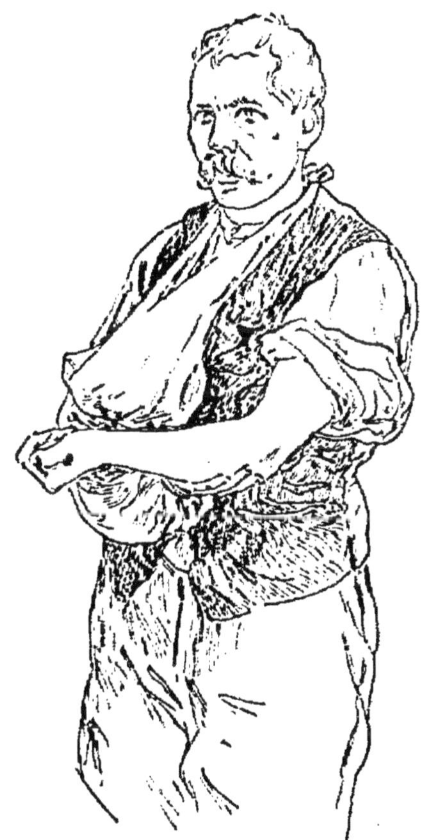

Fig. 3. — Dum... (obs. VIII). Contracture hystéro-traumatique.

variable suivant que la contracture prédominera dans les extenseurs ou les fléchisseurs ; presque toujours toutefois, on observe le type de flexion que nous décrirons avec détails.

Le malade D...(obs. 8, fig. III) atteint de paralysie avec contracture du membre supérieur gauche, s'offre à nous dans l'attitude suivante : le bras est instinctivement serré contre la poitrine, quoique l'épaule et le coude aient conservé quelques mouvements spontanés très limités il est vrai ; avant-bras fléchi à angle obtus sur le bras et dans la supination. Flexion des doigts sur les métacarpiens plus prononcée pour les 3 derniers doigts qui ont une tendance à chevaucher ; index fléchi à un moindre degré ; dernière phalange seule du pouce fléchie sur la première. — Poignet non fléchi.

Cette contracture offre la plus grande analogie avec une contracture hémiplégique organique d'autant plus qu'il existe en outre un peu d'atrophie.

Nous venons de voir dans cette contracture à type de flexion le poignet immobilisé dans un état intermédiaire à la flexion et à l'extension ; mais ce segment peut être contracturé dans la flexion (X..., forgeron, obs. 9, fig. VI). — Les doigts contracturés dans la flexion chez D... (obs. 8, fig. III, IV et V), peuvent être dans une situation plus rapprochée de l'extension ; tel est le cas de cette jeune fille, Mlle X...(obs. 10, fig. VII), dont les doigts étaient immobilisés dans la position d'une main qui veut écrire.

Au membre inférieur le pied est en varus équin : flexion du pied sur la jambe par prédominance d'action des muscles postérieurs. Inclinaison en dedans de la pointe du pied, saillie prononcée de l'astragale et de la malléole externe ; flexion des orteils. Au repos, le pied semble sur le prolongement de la jambe ; dans la marche il repose sur son bord externe.

Au genou, flexion à tous les degrés, extension plus rarement.

Nous n'avons pas eu d'exemple de contracture de la hanche sans arthralgie ; l'attitude en pareil cas sera décrite avec les symptômes de la coxalgie.

Remarquons, en terminant, la localisation, dans tous ces cas, de la contracture à une articulation et la prédominance marquée de la contracture à la main pour le membre supérieur, au pied pour l'inférieur.

Les mouvements volontaires sont très limités et presque nuls ; quant aux mouvements provoqués, ils sont aussi impuissants à diminuer la contracture qu'à l'exagérer. — Les deux groupes de muscles sont donc atteints et c'est la prédominance de la contracture dans l'un d'eux qui commande le sens de la déformation.

Quand la contracture n'est pas trop accentuée il y a exaltation réflexe et même trépidation spinale.

La percussion des tendons amenait chez D. (obs... 8) un tremblement analogue à celui de la maladie de Parkinson.

La sensibilité générale est abolie dans le membre contracturé, avec quelques zones irrégulières de sensibilité normale. L'anesthésie des parties profondes (os, articulations) existe au même titre que celle de la peau.

On note parfois de l'hyperesthésie. Chez D... (obs. 8) le redressement des doigts causait de vives douleurs.

Parallèlement aux troubles moteurs et sensitifs, on voit évoluer des troubles de nutrition. Le membre est le siège d'une desquamation épidermique, les ongles poussent moins bien.

De l'atrophie musculaire appréciable à la mensuration se produit; les reliefs musculaires exagérés, au début, diminuent avec les progrès de l'atrophie. Dureté ligneuse persistante des masses musculaires.

Les réactions électriques sont à peu près normales.

OBSERVATION VIII

Contracture hystéro-traumatique de l'avant-bras consécutive à la pose d'un appareil pour une fracture des deux os de l'avant-bras.

Dum..., garçon boucher, trente ans.

Entré le 18 mai 86 dans le service de M. le professeur Charcot à la Salpêtrière.

Antécédents héréditaires. — Grands-parents morts âgés.

Père mort à 50 ans d'une maladie aiguë. — *Mère* morte à 46 ans; pas nerveuse. — Un *frère de la mère* a du sable dans les urines. — *Frère et sœur* bien portants ainsi que leurs enfants.

N'a jamais entendu dire qu'il y ait eu aucun cas de paralysie, ni d'attaques d'aucune sorte, ni d'aliénation dans la famille.

Antécédents personnels. — Lui-même n'a jamais été malade. Il est né à Saint-Victor près de Ribérac (Dordogne) et est resté à la campagne jusqu'à l'âge de 25 ans, gardait les moutons, allait aux foires. A été au service militaire pendant un an. Habite Paris depuis 5 ans ; a travaillé chez différents bouchers de la ville, ainsi qu'aux abattoirs, chez les bouchers ; il faisait « l'étal », portait la viande en ville.

Pas d'alcoolisme ; chez lui il ne buvait jamais ; à Paris, il ne buvait pas plus d'une chopine par jour. Boit habituellement deux verres de sang le matin, depuis qu'il est à Paris. — Pas de syphilis. — Il travaillait en dernier lieu aux Halles-Centrales ; c'est là que lui est arrivé son accident.

Il y a quatre mois et demi (le malade ne peut pas dire au juste la date) il était en train de décrocher un demi-bœuf à l'étal avec un camarade, lorsque le crochet cassa et le malade fut renversé, son bras gauche pris sous le bœuf. Il dit avoir entendu craquer quelque chose dans son poignet ; il n'a pas perdu connaissance, seulement il était étourdi, ne savait plus au juste où il était ; il est resté par terre cinq minutes jusqu'à ce que l'on eut enlevé le demi-bœuf, dont le poids était considérable.

Il était cependant assez mal pour qu'on le tranportât chez le pharmacien voisin qui lui donna une potion cordiale et lui enveloppa le bras de compresses phéniquées. Le malade n'a jamais éprouvé de douleurs dans son bras, ni au moment où il était pris sous le bœuf, ni les jours suivants. Mais voyant que son bras enflait toujours il se décida à entrer à l'hôpital quatre jours seulement après l'accident.

Non seulement le bras n'était pas douloureux, mais il ne le sentait pas ; le bras était comme mort, à partir de l'épaule. Il lui semblait avoir, dit-il, au lieu de bras un poids de quarante livres à supporter. — Aucun mouvement n'était possible, il n'y avait aucune raideur.

A Saint-Antoine, on lui a mis pendant quinze jours des compresses, des cataplasmes ; le poignet, la main, les doigts étaient très enflés, légèrement fléchis ; il ne pouvait pas les redresser lui-même, mais on pouvait les étendre passivement.

A ce moment quinze jours après son entrée on l'aurait endormi au chloroforme « pour lui recasser le poignet », dit-il, puis on lui a mis un appareil plâtré qu'il a gardé quarante-cinq jours. A cette époque on l'a renvoyé de l'hôpital, faute de place, et on lui a dit de revenir plus tard, pour se faire enlever l'appareil plâtré. Il est sorti et est allé à sa mairie pour demander des secours. Là, le médecin de la mairie l'a vu, et comme le malade lui disait qu'il avait son appareil depuis quarante-cinq jours, le médecin a jugé à propos de lui enlever l'appareil. C'est alors que les doigts se sont fléchis, contracturés dans la main, dans l'état où ils sont aujourd'hui.

Huit jours après il est retourné à la mairie ; le bras était dans le même état.

Puis il est entré à Lariboisière où on l'a endormi pour lui étendre la main sur une planchette, mais la main ne s'est pas maintenue dans cette situation.

Quelques jours après on a renvoyé le malade qui est retourné chez lui en Dordogne, avec sa contracture, à Ribérac, puis à Bordeaux où il est resté quinze jours à l'hôpital. Le malade revint à Paris. Il alla trouver M. Périer qui l'a envoyé à la Salpêtrière le 18 mai.

État actuel (18 mai 1886).— Homme de taille moyenne, bien constitué. Pas de troubles viscéraux. — Bon appétit. Ne présente rien d'insolite au point de vue mental. — Intelligence moyenne, culture rudimentaire, sait à peine lire et écrire.

Peut-être un peu d'amnésie : il ne peut pas dire le jour ni le mois pendant lequel son accident a eu lieu. — Comme on lui demandait son adresse ; il ne put répondre et chercha dans sa poche un papier sur lequel elle était inscrite.

Le malade porte son bras gauche en écharpe.

L'avant-bras est légèrement fléchi sur le bras, en faisant avec lui un angle obtus ; il est dans la supination ; le coude est presque complètement immobilisé dans cette position. Le bras est dans la position normale, le long du corps, aussi légèrement contracturé ; on ne peut l'écarter du tronc que d'une façon très limitée. Les doigts sont fortement fléchis sur la main, allongés et contracturés. Ils sont serrés les uns contre les autres, avec une tendance à se recouvrir en se portant vers l'axe longitudinal du médius. Le pouce est fortement fléchi vers la main, l'ongle incrusté sur la face externe de l'index. *Les mouvements volontaires* sont très limités, pour ainsi dire nuls, dans toute l'étendue du membre. (Voir les fig. 4 et 5.)

Les *mouvements passifs* ne sont guère plus étendus.

Lorsque l'on essaie de redresser les doigts, le malade accuse une certaine douleur au niveau de l'extrémité des doigts.

Les *réflexes* du coude et du poignet sont exagérés à gauche. On détermine facilement une *trépidation* des doigts, surtout du pouce en cherchant à les redresser ; par moment cette trépidation est spontanée pour le pouce et rappelle l'aspect du tremblement dans la maladie de Parkinson.

La *sensibilité cutanée* à la piqûre et au froid est abolie ou du moins amoindrie dans toute la hauteur du membre, sauf à la face palmaire des doigts et dans un triangle qui descend de l'aisselle sur le bras.

Il en est de même de la *sensibilité profonde* et du *sens musculaire*. Le coude, le poignet, l'épaule peuvent être impunément tordus, tirés en tous les sens, le malade ne sait pas ce qu'on lui fait ; ni la position qu'occupent les divers segments du membre. Il n'en est pas de même des doigts dont la sensibilité est conservée et même exagérée à la face palmaire.

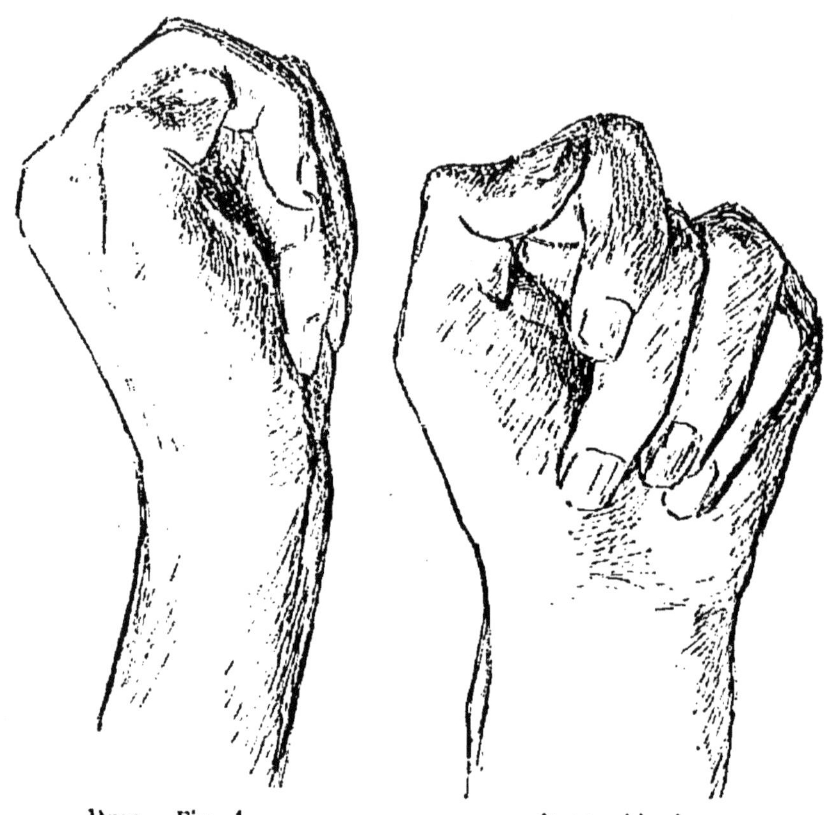

Dum... Fig. 4. Dum... Fig. 5.

Lorsqu'on tord l'épaule, le malade ne sent qu'un tiraillement au niveau de l'extrémité interne de la clavicule et dans l'omoplate.

Les divers segments du membre sont manifestement atrophiés.

	Côté droit.	Côté gauche.
Avant-bras : partie la plus saillante,	25 c.	23 c.
à 15 cent. sous l'olécrâne	25 c.	18 c.

Bras ; partie la plus saillante.	Côté droit.	Côté gauche.
	25 c.	24 c.

Les doigts sont allongés en fuseaux, la peau est amincie et présente un état lisse très net.

La température est plus basse dans le bras gauche.

De plus, le bras gauche se couvre souvent de sueur sans que le reste du corps y participe toujours, cela à l'occasion d'efforts, de fatigue.

Dans la moitié gauche du corps, la sensibilité au froid et à la piqûre est manifestement diminuée, normale à droite.

Un corps froid appliqué sur le dos est perçu comme un corps chaud à gauche, bien perçu comme un corps froid à droite.

Ouïe. — Entend bien de l'oreille droite ; à gauche n'entend que si la montre est appliquée sur l'oreille.

Odorat. — Le malade ne sent pas de la narine gauche, sent bien à droite.

Goût. — Complètement aboli à gauche, conservé à droite. Pas d'anesthésie du *pharynx*.

Vue. — Un léger rétrécissement du champ visuel, à gauche.

Le malade a eu, il y a quatre semaines, pendant la nuit, une sorte d'accès d'étouffement ainsi constitué : il s'est réveillé brusquement, a senti quelque chose lui remonter de son bras gauche vers la poitrine ; puis une constriction vive au niveau du larynx. Il est resté ainsi sans pouvoir respirer, est devenu blanc, puis bleu ; sa respiration s'est beaucoup accélérée, puis il y a eu une période de chaleur vive et de sueurs. Pas de battements des tempes, ni de céphalalgie, ni de douleur dans le ventre. Cela a duré environ cinq minutes.

Une jeune fille qui était avec lui, lui a jeté de l'eau à la figure et lui a donné à boire de l'eau sucrée. Pendant la demi-heure qui a suivi, il est resté sans pouvoir parler, sans pouvoir proférer le moindre son. Une deuxième fois huit jours après, les mêmes phénomènes se sont reproduits dans la rue.

Un troisième accès, chez lui, la nuit.

Le malade ne reste que quelques jours à l'hôpital.

Il revient *le 18 juin*. Son état depuis sa sortie ne s'est guère modifié.

En ce qui concerne la paralysie avec contracture, pas de changement. L'amyotrophie n'a pas augmenté. La région de l'épaule qui était complètement insensible, a recouvré en partie la sensibilité. Le malade nous dit qu'il a eu le 16 juin une attaque de dyspnée.

Le 21 juin le malade demande à sortir. On essaye, avant de le laisser partir, d'agir sur sa contracture au moyen du massage. Voici ce que l'on fait : on pratique sur les segments du bras gauche des frictions avec les mains enduites de glycérine, et en même temps on cherche par des tractions à redresser les doigts et à faire mouvoir le poignet, le coude et l'épaule ; cette opération provoque des douleurs assez vives au niveau de la face palmaire des doigts, mais elle amène rapidement un résultat très satisfaisant ; la contracture s'atténue en peu de temps, les doigts se redressent et le malade arrive au bout de dix minutes à faire exécuter spontanément à ses doigts, son poignet, son coude et son épaule des mouvements relativement assez étendus. A cause des douleurs que le malade ressent dans les doigts on suspend le massage en recommandant au malade de revenir le lendemain à l'hôpital.

Mais, celui-ci, qui d'après les renseignements que nous avons eus sur son compte, s'est habitué depuis son accident à vivre dans l'oisiveté et à se servir de sa paralysie pour se livrer à la mendicité, craignant sans doute d'être guéri, ne s'est plus présenté à l'hôpital.

OBSERVATION IX

CONTRACTURE HYSTÉRIQUE

X. forgeron, 34 ans, père de quatre enfants, assez robuste, sans aucun attribut de féminisme. Actuellement on n'a trouvé chez lui aucun antécédent héréditaire ou personnel, d'ordre névropathique, aucune émotion morale, qui puisse être invoquée comme cause de la maladie actuelle, rien, si ce n'est une influence traumatique, une brûlure. Le 26 juin dernier, une barre de fer rougie à blanc avait touché son avant-bras et sa main gauche. La brûlure, quoique peu profonde, mit six semaines à guérir ; et aujourd'hui il reste une plaque rouge violacée de trois à quatre centimètres de large sur 10 à 12 de hauteur, occupant la partie inférieure de l'avant-bras et le dos de la main. L'accident n'a pas causé trop d'émotion, parait-il. D'autre part, la contracture n'a pas suivi immédiatement l'action traumatique ; elle ne s'est développée, chose remarquable, que d'une manière graduelle ; et dans l'histoire de la contracture hystérique à cause traumatique, c'est là une circonstance exceptionnelle. Quelques jours après l'accident, dit-il, son bras était lourd, ses doigts difficiles à remuer, comme engourdis ; mais, pour ce qui est de la contracture, c'est sans intervention d'une cause nouvelle qu'elle s'est produite seulement sept semaines après.

C'est le 15 août qu'il sentit des douleurs dans le bras, il ne dormit pas ; et le lendemain, sa main présentait l'attitude caractéristique de la griffe interosseuse, le pouce était libre. Puis le lendemain, la flexion des doigts existait ; enfin le pouce s'applique à son tour contre les autres doigts. Et dans ces divers temps, on voit se produire successivement la flexion du poignet et la pronation de l'avant-bras.

Cette contracture est tellement prononcée qu'elle résiste à toute tentative de réduction, et depuis trois mois, elle n'a pas cessé d'exister, non seulement le jour, mais encore pendant la nuit.

L'épaule et le bras sont libres ; l'avant-bras est plutôt dans la pronation. La main est fléchie sur l'avant-bras ; les quatre doigts sont fléchis de telle façon que les ongles s'impriment dans la paume de la main. Les doigts sont énergiquement serrés les uns contre les autres, et le pouce lui-même est fortement appliqué contre la face externe de la deuxième phalange de l'index. (Voir fig. 6.)

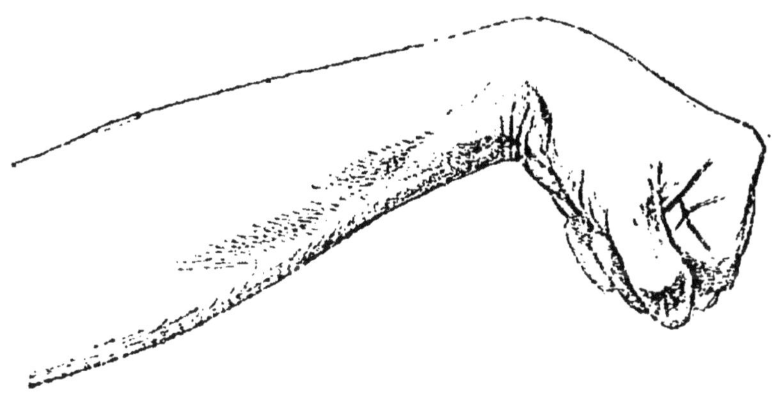

Fig. 6.

Ici, l'analyse physiologique la plus simple montre que, pour déterminer cette attitude, c'est le nerf médian qui est surtout en jeu, il anime en effet les fléchisseurs superficiel et profond Mais le cubital est aussi en action : l'adduction des doigts montre l'intervention des interosseux. Ajoutons que les extenseurs sont aussi en jeu comme dans toute contracture spasmodique.

C'est ici le lieu de rappeler une ingénieuse remarque de Duchenne. On sait qu'à la main les extenseurs des doigts et ceux de la main tout entière sont, pour ainsi dire, dans une sorte d'antagonisme ; si on étend la main autant que possible, et si on essaie alors d'étendre les doigts, ceux-ci se fléchissent légèrement ; c'est que l'extension de la main a pour effet de raccourcir les extenseurs des doigts et par conséquent de les placer dans une situation peu favorable à leur action, tandis qu'au contraire les fléchisseurs des doigts distendus sont mis à même d'agir. Au contraire, et pour une raison analogue, si vous fléchissez la main, les doigts peuvent être facilement amenés à une complète extension.

Si on considère maintenant l'action combinée des fléchisseurs de la main et de ceux des doigts, il y a là aussi une sorte d'antagonisme. Ainsi, pour fléchir fortement les doigts et fermer le poing, comme dans la menace, la main est étendue, l'action des extenseurs favorise celle des fléchisseurs. Si, au contraire, le poing étant fortement fermé, vous fléchissez énergiquement le poignet, alors vous remarquez que la flexion des doigts se relâche, et que ceux-ci ont une tendance très marquée à s'étendre ; on ne peut les maintenir fléchis dans cette attitude de la main qu'au prix des plus grands efforts. Et ceci est un fait bien de nature à écarter l'idée d'une simulation ; il est douteux qu'une personne puisse, pendant plusieurs heures, et à plus forte raison pendant plusieurs jours, maintenir sans hésitation et sans défaillance l'attitude vraiment pathologique décrite plus haut. Il est certain, en tout cas, qu'on ne saurait imaginer un homme capable de la maintenir pendant le sommeil profond. Or, chez X... cette attitude s'est conservée pendant le sommeil ; M. Debove s'en était assuré, et on s'est assuré ici encore, à plusieurs reprises.

On voit donc bien qu'il s'agit là d'une attitude pathologique parfaitement légitime et non d'une attitude simulée, d'un symptôme vrai et non d'un symptôme imaginaire, artificiellement provoqué par l'intervention volontaire du malade. Il reste à établir que c'est bien l'hystérie qui est en jeu. On a déjà vu qu'il s'agit d'une forme fruste de la névrose, il n'y a pas eu d'attaques, il n'y a ni antécédent, ni aucune modification psychique à signaler. Mais, si nous nous reportons à l'observation qui a été faite par M. Debove le 1er octobre, et à celle qui a été faite par nous une semaine plus tard nous trouverons ce qui suit : 1° Une hémianesthésie gauche, la piqûre ne produit pas de douleur, mais une simple sensation de contact ; le froid est moins bien perçu dans toute la moitié gauche du corps ; 2° une obnubilation très marquée du goût, de l'ouïe, de l'odorat, également du côté gauche. Nous avons procédé à une mensuration régulière du champ visuel : des deux côtés il est rétréci, mais surtout à gauche ; le champ visuel pour les couleurs est rétréci en proportion, mais les cercles concentriques qui représentent le champ pour chaque couleur ont conservé leurs relations et leurs proportions réciproques, il n'y a pas de transposition ; pas d'achromatopsie, pas de dyschromatopsie ; 3° toute trace de zone hystérogène fait défaut. Quoi qu'il en soit, en l'absence de toute circonstance capable d'être rattachée à l'existence d'une lésion capsulaire en foyer, du saturnisme, de l'alcoolisme, et en raison de la présence d'une contracture, d'une déformation de la main, qui, considérée en elle-même, porte déjà la marque suffisante de l'origine hystérique, il y a lieu de conclure que chez notre malade tous les phénomènes soumis à l'observation appartiennent, comme on le voit, à l'hystérie, rien qu'à l'hystérie.

Tel était l'état du malade le 7 octobre. Depuis lors, sous l'influence, d'une intervention, elles se sont légèrement modifiées. Un aimant a été appliqué du côté de la contracture, la sensibilité est revenue sans transport au membre supérieur droit, au tronc, à la tête, au bras, mais non à la main et au poignet. Sur ces entrefaites, le malade est sorti, craignant d'être guéri trop vite, pour des raisons spéciales. Il est rentré ces jours-ci ; on a fait une nouvelle application de l'aimant qui a amené cette fois la disparition de l'insensibilité de la main et a provoqué un engourdissement et un commencement de rigidité de la main du côté opposé.

Aujourd'hui, la contracture persiste seule chez le malade, l'hémianesthésie a complètement disparu ; il existe seulement dans la partie contracturée un sentiment de crampe pénible qui trouble quelquefois son sommeil.

Il s'agit donc maintenant d'un cas fruste par excellence, mais d'un cas dont la nature hystérique ne saurait plus actuellement faire l'ombre d'un doute.

OBSERVATION X

CONTRACTURE DE LA MAIN DROITE CONSÉCUTIVE A UNE CONTUSION

Observation. — Le 17 avril 1877, la nommée Hortense X..., âgée de 27 ans, eut l'avant-bras droit serré entre un mur et un plateau tournant, sur lequel reposent les glaces à polir. Il s'ensuivit immédiatement, sur la partie soumise à la pression, une assez vive douleur, un gonflement avec ecchymose, mais point de plaie. H... assure que, quelques instants après l'accident, une contracture dans la demi-flexion commença à se produire dans l'annulaire et le petit doigt de la main droite. Les jours suivants, les trois autres doigts de la même main furent envahis à leur tour par la contraction. Sous l'influence des résolutifs, le gonflement et l'ecchymose disparurent bientôt, mais la douleur et la contracture persistant, la malade se décida à entrer à l'hôpital, service chirurgical de M. le Dr Leroy des Barres.

Au moment de l'admission qui eut lieu le 13 juin 1877, c'est-à-dire deux mois environ après l'accident, on constate ce qui suit : Les quatre doigts internes de la main droite sont légèrement fléchis vers l'articulation métacarpo-phalangienne, de manière à former avec la paume de la main, un angle obtus d'environ 130° à 150°. Les deux dernières phalanges de ces mêmes doigts sont rigides, dans l'extension. Le pouce, quoique jouissant d'une certaine mobilité, n'est pas lui-même complètement libre : le poignet est rigide lui aussi, en somme l'attitude rappelle celle de la main tenant méthodiquement une plume à écrire, fig.7. Dans toute l'étendue du bras, de l'avant-bras et de la main, il existe d'une façon permanente une douleur qui s'exaspère de temps à autre spontanément. La douleur s'exaspère toujours et devient atroce lorsque la malade essaye d'exécuter un mouvement et aussi lorsqu'on vient à exercer la plus légère pression sur un point quelconque du membre. Elle est surtout vive lorsque la pression a lieu sur la face antérieure de l'avant-bras, particulièrement sur le trajet du nerf médian. Si l'on insiste, il s'ensuit une sorte de crise nerveuse qui, plusieurs fois, a amené une perte de connaissance. Il n'y a ni rougeur, ni tuméfaction des parties douloureuses: l'ecchymose a depuis longtemps disparu.

La douleur exquise produite par les moindres contacts rendant impossible toute exploration un peu approfondie du membre, on se décide cinq ou six jours après l'admission à soumettre le malade à

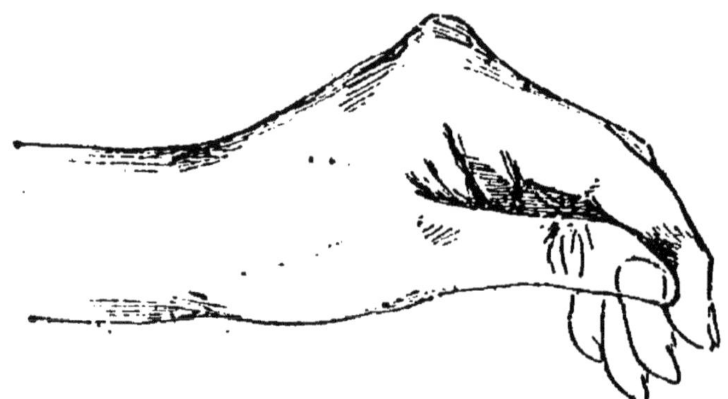

Fig. 7. — Contracture de la main.

l'action du chloroforme. L'exploration pratiquée alors que le sommeil est devenu complet ne fait rien découvrir qui puisse rendre compte de douleurs si vives. On remarque que, bien que le sommeil provoqué soit très profond, les parties contracturées n'entrent pas dans un état de résolution complète ; à la vérité, on peut, non sans effort toutefois, étendre les doigts complètement ou les fléchir, mouvoir le poignet dans toutes les directions ; mais à peine abandonne-t-on ces parties à elles-mêmes qu'elles reprennent leur attitude première.

Tous ces accidents, douleur et contracture avaient persisté jusqu'au commencement du mois d'août, sans modification quelconque, lorsque un des premiers jours de ce mois, sans cause appréciable, la contracture disparut brusquement en même temps que la douleur ; il était survenu une paralysie complète portant à la fois sur le sentiment et sur le mouvement et occupant, dans toute son étendue, le membre supérieur droit, où existe désormais une résolution complète. On s'aperçoit bientôt après que, le membre inférieur du même côté est, lui aussi, paralysé du mouvement, comme le supérieur, mais à un moindre degré cependant, bien que l'anesthésie soit tout aussi complète. Cette dernière circonstance donne l'idée d'explorer l'état de la sensibilité dans toute l'étendue du corps ; et l'on constate alors qu'il existe chez la malade une hémianesthésie droite, absolue, complète, portant à la fois sur la sensibilité générale et sur les sens spéciaux, vision et odorat compris. On reconnaît aussi dans la région ovarienne droite l'existence d'une douleur très accentuée que la malade n'avait pas accusée jusque-là.

A partir de cette époque, un grand nombre d'autres accidents hystériques se manifestent successivement, l'hémianesthésie persistant telle qu'elle, ainsi que l'ovarie, sans variations : un jour, c'est une forte dyspnée, une respiration anhélante avec menace de suffocation ; un autre jour, ce sont des douleurs partant de la région précordiale et s'irradiant vers l'épaule gauche, ou encore une toux sèche et convulsive, une violente douleur fixée sur la tempe gauche, un autre jour enfin, il y a rétention d'urine. Pendant plus d'un mois, la malade a vomi après tous ses repas, ce qui ne l'empêche pas de conserver un certain embonpoint. Il n'a existé jamais d'attaque d'hystéro-épileptique régulière.

Il est très important de remarquer que H..., réglée, mariée à vingt ans, et bientôt mère de deux enfants, n'avait jamais éprouvé de maladie sérieuse jusqu'à l'époque où s'est produit l'accident qui l'a amené à l'hôpital de Saint-Denis. Elle était très nerveuse, très irritable : mais jamais il ne s'était produit chez elle d'accidents à proprement parler hystériques.

Les phénomènes qui viennent d'être décrits, à savoir : l'hémianesthésie, la paralysie, l'ovarie, les spasmes divers, etc..., persistaient encore le 24 octobre, époque à laquelle, M. Charcot, grâce à l'obligeance de M. le docteur Leroy des Barres, a pu examiner la malade.

OBSERVATION XI

CONTRACTURE DE LA MAIN CONSÉCUTIVE A UNE CHUTE SUR LE POIGNET

Observation. — Vers le milieu du mois d'avril 1877, Mlle X... en tombant de sa hauteur, se heurta le dos de la main droite contre un tabouret. Il s'ensuivit une douleur assez vive et un peu de gonflement. Deux ou trois jours après, le petit doigt de cette main commença à se fléchir d'une façon permanente, puis la flexion gagna successivement les autres doigts, et le pouce s'appliqua sur l'index et l'annulaire. A partir de cette époque, le poing reste fermé constamment, jour et nuit, même pendant la sommeil le plus profond, contrairement à la remarque faite par Brodie, dans plusieurs cas de ce genre. La flexion des doigts est tellement prononcée, que la réduction est à peu près impossible, et que l'on est forcé d'interposer un linge pour empêcher les ongles de blesser la paume de la main. Les tentatives de réduction, faites à plusieurs reprises, ont toujours été suivies d'une aggravation de la contracture. Les choses étaient exactement dans le même état le 31 mai, c'est-à-dire six semaines après l'accident alors que M. Charcot vit la malade en consultation avec M. le professeur Richet et M. le docteur de Wailly. On constate ce jour-là que le poing est comme d'habitude énergiquement fermé, que le poignet est rigide lui aussi, comme les doigts, qu'enfin il existe une anesthésie complète occupant la main droite, le poignet et remontant jusqu'à la limite supérieure de la moitié inférieure de l'avant-bras, aussi bien en avant qu'en arrière. Le coude ne participe pas à la contracture.

Mlle X... n'a jamais éprouvé d'attaques de nerfs. Elle est calme, d'un caractère égal, plutôt enjoué ; rien n'est changé dans sa manière d'être. Il n'existe chez elle aucune trace de douleur ovarienne. Deux fois les règles se sont montrées depuis le début de la contracture, sans incident particulier. Pas de modifications quelconques de la sensibilité en dehors des parties où l'anesthésie a été constatée.

Cinq jours après la consultation, sans l'intervention d'aucune circonstance digne d'être notée, la main de Mlle X... s'est ouverte tout à coup et a récupéré tous ses mouvements.

OBSERVATION XII

CONTRACTURE CONSÉCUTIVE A UNE BLESSURE PAR ÉCLATS DE VERRE

Jeune fille de 16 ans d'une apparence délicate. Père mort à l'asile d'aliénés d'Orléans. — Frère à peu près idiot.

Aucune maladie digne d'être notée. Caractère très indépendant.

Aujourd'hui hémianalgésie gauche, hémianesthésie sensorielle. Ovarie gauche. — Rétrécissement du champ visuel. — Transposition du rouge.

Le 2 novembre 1881 la malade se fit une blessure insignifiante en cassant un carreau. — Contracture non douloureuse survenue tout d'un coup. Véritable main-bot. Cette contracture est restée ainsi sans trêve excepté pendant une période de deux mois où elle a été atténuée sous l'influence du traitement.

Le poignet est libre, il en est de même des autres articulations du membre supérieur.

La déformation est limitée à la main. — Les premières phalanges sont fléchies sur le métacarpe, les autres phalanges ne présentent qu'un léger degré de flexion.

Les doigts ainsi fléchis forment une espèce de cône dont le sommet répond à l'extrémité des dernières phalanges.

Le pouce en abduction est lui-même fortement appliqué contre l'indicateur.

Caractères de la contracture spasmodique. — Les fléchisseurs sont surtout affectés et déterminent le sens de la déviation ; les extenseurs sont atteints aussi, car il est aussi difficile d'exagérer la flexion que de produire l'extension. — La main déformée est plus froide que l'autre, elle offre une teinte bleuâtre. Atrophie ou plutôt légère émaciation non seulement de la main, mais encore des autres segments du membre. — Le bras a au moins un centimètre de moins que celui du côté opposé. — La contracture persiste pendant le sommeil. — Guérison par les esthésiogènes.

III. ARTHRALGIES

La paralysie avec contracture présente parfois un élément surajouté, la douleur : dès lors, on a affaire à une manifestation connue depuis Brodie sous le nom d'arthralgie.

Malgré les travaux parus sur le sujet en Angleterre d'abord, puis en Allemagne et en Italie, cette affection, encore peu connue, expose à de fréquentes erreurs de diagnostic et peut conduire les chirurgiens à des opérations inutiles ou nuisibles.

Le fait dominant, dans l'arthralgie, c'est une névralgie, une hyperesthésie des extrémités des nerfs articulaires, simulant une lésion organique grave de l'articulation.

La hanche semble être le siège de prédilection de la douleur et le diagnostic doit etre fait avec une coxalgie.

Cette douleur existe au repos et se produit comme dans la coxalgie véritable dans la hanche et aussi dans le genou; elle est exaspérée par les mouvements provoqués ainsi que par le choc du pied, du genou et du grand trochanter.

La peau de la région de la hanche est habituellement hyperesthésiée et ce signe, indiqué pour la première fois par Brodie, a la plus haute valeur: l'hyperesthésie se limite quelquefois du côté du tronc suivant une ligne analogue à celle qui circonscrit l'anesthésie dans les paralysies soit flasques, soit accompagnées de contracture. Mais l'hyperesthésie s'étend souvent jusqu'à la peau de la fesse et du flanc correspondant. Chez le malade Ch. (obs. 15), et avec Schema, le pincement de la peau déterminait des phénomènes de l'aura hystérique : gonflement et rougeur du visage, battements dans les tempes, constriction du cou.

L'attitude du sujet n'est pas moins remarquable que la douleur. Le membre atteint semble raccourci du fait de la contraction des muscles du bassin qui l'élèvent.

Dans la station debout, le malade est penché vers le côté malade; l'épaule est abaissée de ce côté, vers lequel se forment deux replis cutanés entre le bassin et les côtes.

Une canne portée du côté sain soutient le malade. — Le pied ne repose que le moins possible sur le sol, par la pointe seulement.

L'épine iliaque correspondante est surélevée.

La fesse du côté malade est aplatie, contrastant avec la fesse saine qui est arrondie et limitée en général par deux plis cutanés; le pli interfessier est oblique du côté malade vers le côté sain.

La colonne vertébrale décrit un arc à concavité tournée vers le côté malade.

Pendant la marche, la douleur est excessive et le malade repose le moins qu'il peut, le pied sur le sol. Le bassin du côté malade s'élève. Boiterie qui tient à l'immobilisation instinctive du membre douloureux.

Si l'on cherche à faire mouvoir la cuisse sur le bassin, on remarque que ces deux segments semblent soudés l'une à l'autre, les muscles se contractant pour supprimer la douleur qui amènerait des frottements des surfaces articulaires. Il est rare que la douleur se cantonne dans la seule jointure de la hanche. Douleur et contracture atteignent en même temps le genou et quelquefois le cou-de-pied. Les phénomènes varient évidemment avec le siège du mal.

OBSERVATION XIII

COXALGIE HYSTÉRIQUE (RÉSUMÉE)

Berg... domestique. Service de M. Legrand du Saulle. (*Progrès méd.* 1886, Huet).

Antécédents héréditaires.—Aucune maladie nerveuse chez les ascendants.

Réglée à 15 ans; première attaque de nerfs à 18 ans à la suite d'une peur. Depuis ce temps les attaques reviennent à intervalles réguliers.

Entrée à la Salpêtrière en octobre 1884 cette fille est indocile, a le caractère le plus difficile; à plusieurs reprises, douleurs dans les grandes articulations, durant une semaine environ.

24 juillet 1885. A la suite d'une attaque, la malade est tombée sur la hanche; forte contusion suivie d'ecchymose occupant la hanche une partie de la fesse et le tiers externe de la cuisse.

L'impotence n'est survenue que cinq jours après l'accident.

Douleur au niveau du trochanter s'irradiant vers le pli de l'aine — saillie du trochanter, raccourcissement de la cuisse par élévation du bassin. Immobilité complète due à la contracture; sensibilité normale.

Les jours suivants, la douleur s'étend au genou.

Le 9 août, la cuisse est fléchie sur le bassin, et la jambe sur la cuisse on peut encore la redresser, mais la rotation en dehors et en dedans est impossible. Lorsqu'on tente ces derniers mouvements le bassin se trouve entraîné tout d'une pièce.

Dans la station debout, le bout du pied seulement repose sur le sol. Le raccourcissement est de 5 à 6 centimètres.

Les deux épines iliaques ne sont pas sur le même plan; le pli fessier est déformé, le muscle carré lombaire si contracté que l'espace compris entre le bassin et les fausses côtes est bien moindre qu'à gauche et ne peut être réprimé.

Le 13 août, anesthésie cutanée du pied et de la jambe.

Le 14 août, anesthésie de la cuisse.

Le 15 août le membre supérieur droit devient anesthésique lui-même.

Le champ visuel est rétréci.

Les jours suivants un mieux se manifeste ; la marche et la station deviennent possibles, la malade ne se sert pas de canne. A certains moment la coxalgie est plus prononcée et alors le pied repose seulement par sa pointe sur le sol ; quand le raccourcissement est moindre la plante du pied appuie en partie.

La douleur à la pression est toujours la même.

Sous l'influence d'une contrariété M. Huet a pu constater un raccourcissement plus notable et une augmentation des douleurs, après une disparition et un retour de l'hémi-anesthésie droite ; l'état s'est maintenu le même ; les mouvements vers le mois de mars 1880 étaient assez amples. — Dans l'état hypnotique provoqué, on suggéra à la malade qu'elle pouvait marcher, et elle put sous cette influence, assister au bal annuel de l'hospice et danser toute la nuit.

OBSERVATION XIV

CONTUSION DE LA HANCHE AYANT PRODUIT DES SYMPTOMES DE COXALGIE.

(Thèse de Grenier, 1884.)

Jeune femme de la campagne, vigoureuse, entrée à la Charité, salle Sainte-Catherine, dans le service de M. Gosselin, suppléé par M. Terrillon. — Cette femme est tombée de sa hauteur sur la hanche droite de telle façon que la jambe et la cuisse se sont trouvées tendues au-dessous d'elle.

A son entrée, la douleur était si intense qu'on crut à une fracture ou à une entorse de la hanche. — Le membre inférieur droit est en flexion, abduction et rotation en dehors.

Allongement apparent considérable, abaissement de l'épine iliaque antérieure et supérieure.

Douleur vive au niveau du pli de l'aine. On laisse la malade au repos.

Les jours suivants, mêmes signes avec douleur intense.

Mais le cinquième jour on trouva une attitude tout opposée : raccourcissement apparent, rotation en dedans, abduction, élévation de l'épine iliaque par contraction du carré des lombes du côté opposé.

On songe à une simple contracture nerveuse par douleur due à la chute et on chloroforme la malade. A mesure qu'elle s'endormait la jambe se redressait, l'inclinaison du bassin disparaissait, ainsi que la rotation et l'abduction.

Il y avait donc contracture pure et simple. La résolution étant absolument complète les mouvements devenaient très faciles. Mais à mesure que la malade se réveillait, on voyait la jambe se remettre en rotation interne, la hanche se relever, l'abduction se reproduire. — Au dixième jour ces phénomènes avaient en grande partie disparu ; les épines iliaques étaient horizontales. M. Terrillon porta le diagnostic: inflammation légère de la hanche probablement chez une hystérique, et dans sa clinique, il fit remarquer que sur vingt traumatismes de la hanche on en trouverait à peine un qui s'accompagnerait de contractures semblables.

OBSERVATION XV

CONTRACTURE TRAUMATIQUE DOULOUREUSE DU MEMBRE INFÉRIEUR GAUCHE

(Service de M. Charcot.)

Charvet.., 45 ans, scieur de long.

Antécédents héréditaires. — Père bien portant.

Mère morte à 75 ans, bonne santé habituelle.

Trois frères et une sœur, sept enfants tous vivants et bien portants.

Antécédents personnels. — Nie toute espèce de maladie.

Pas d'alcoolisme. Pas de maladies vénériennes. Le 12 mai 1883, une machine fit sauter le plancher sur lequel il se trouvait, il fut projeté à cinq mètres en l'air et retomba assis; son pied gauche porta sur la luette qui se trouvait sous le plancher. Pas de perte de connaissance, pas de fracture ni de luxation, une simple ecchymose à la plante du pied gauche, il put se relever et faire en boitant une dizaine de pas. Le pied contusionné fut plongé dans une solution d'eau blanche et dès que le malade voulut le poser à terre, il éprouva une vive douleur dans tout le membre inférieur. Charvet resta quatre mois sans pouvoir marcher autrement qu'avec des béquilles.

Pendant huit mois le pied resta gonflé.

Le gonflement avait à peine cessé quand survint la raideur qui alla croissant.

Actuellement. — La douleur qui s'est installée le premier jour n'a pas cessé depuis ce moment; elle part de la pointe du pied et remonte jusqu'à la hanche. Elle est continue et exapérée par les mouvements.

Membre inférieur gauche contracturé dans l'extension, mouvements de flexion très limités : les orteils eux-mêmes sont le siège d'une grande raideur. Le réflexe patellaire est aboli à gauche.

Lorsque le malade est assis, la jambe gauche reste étendue, ne posant pas à terre, et le talon élevé à 10 centimètres au-dessus du sol.

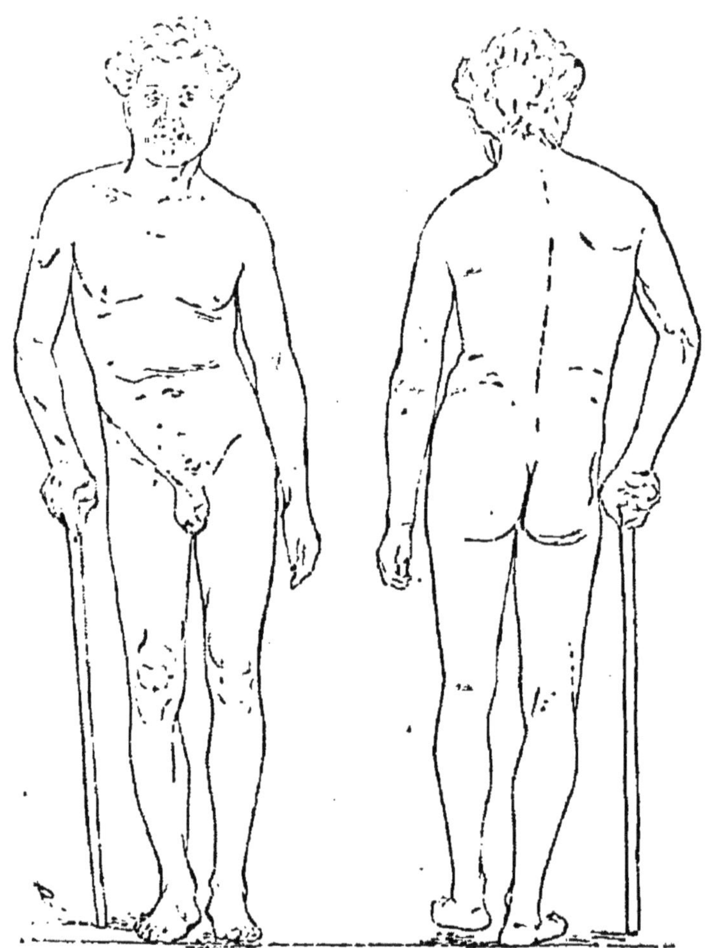

Fig. 8. — Char... Coxalgie hystéro-traumatique. Attitude.

La main gauche se cramponne au dossier de la chaise de façon à immobiliser le tronc sans qu'il se produise aucun mouvement dans la hanche.

Dans cette position la jambe est raide et les muscles sont contracturés, surtout ceux de la cuisse, la jambe gauche est toujours un peu froide et violacée. Pas d'atrophie.

Le malade veut-il se lever, il est forcé de s'aider de ses bras et de sa jambe droite.

Dans la station debout, tout le corps porte sur la jambe droite, avec l'aide d'une canne. Le malade debout et vu par derrière, présente une déviation considérable du bassin. La moitié gauche de celui-ci est beaucoup plus élevée que la droite. La fesse droite est fortement contractée.

Pli fessier très marqué à gauche et au-dessous un second pli qui n'existe pas de l'autre côté. La jambe ainsi que la cuisse se trouvent presque verticales, mais un peu portées en avant, et le talon gauche se trouve à environ 10 centimètres au-dessus du talon droit.

L'écartement est de 2 centimètres 1/2 entre les 2 pieds.

Le bassin, vu par devant, offre la même obliquité que vu par derrière.

La mensuration des deux membres inférieurs donne le même chiffre. Le raccourcissement n'est donc qu'apparent.

La jambe gauche ne se fléchit qu'à 135°; ce mouvement s'accompagne de douleurs dans l'articulation du genou. La cuisse gauche ne se fléchit qu'à angle droit sur le bassin. Douleur dans l'articulation de la hanche et pendant ce mouvement.

L'abduction à gauche n'est possible que jusqu'à ce que la cuisse fasse avec son axe un angle de 45°. Au delà le mouvement est très pénible. L'abduction est également douloureuse; si l'on maintient avec une main l'os iliaque en tirant sur le membre inférieur suivant son axe, le malade se plaint de souffrir dans la hanche.

Marche. — Le malade s'appuie bien moins sur le pied gauche que sur le droit, il est obligé de s'aider d'une canne qu'il porte à gauche pour suppléer sa jambe.

Le genou gauche ne plie pas.

Dynamomètre.	Main droite	73
—	— gauche	55

Sensibilité, à gauche. — Anesthésie cutanée à la piqûre et au froid. L'application de glace sur la peau ne détermine pas le phénomène de la chair de poule.

Points et zones hystérogènes. Organe des sens :

Œil. — Macropsies des deux côtés, diplopie monoculaire, pas de polyopie.

Œil gauche, 17 mai 1886. — Pour la vision des couleurs.

Oreille. — Le bruit d'une montre entendu

à une distance de	10 cent. à gauche.
— —	20 cent. à droite.

Odorat. — Normal.
Goût. — Aboli à gauche.
Mensuration, 23 octobre 1883.

Tiers moyen.	Mollet gauche	31 1/2 cent.
—	— droit	33
Tiers inférieur	gauche	28 1/2
—	droite	29

Tour de la cuisse à 10 cent. au-dessus du

Bord supérieur de la rotule	gauche	38 1/2 cent.
— —	droite	39 3/4

31 octobre 1883. Mensurations.
De l'épine iliaque antéro-supérieure à la malléole

Interne	gauche	83 cent.
—	droite	84 —

De la malléole interne au milieu de la ligne interépineuse

—	gauche	78 cent.
—	droite	81

Pli de flexion de la cuisse

gauche à	3	cent. au-dessous de l'épine	iliaque
droite à	1/3	—	—

Distance du mamelon à l'épine iliaque antéro-supérieure.

—	gauche	23 5 cent.
—	droite	20 5

Légère ensellure peu marquée dans les décubitus.
Distance du sommet du grand trochanter.

à l'épine iliaque	gauche	8 cent.
—	droite	11 5

Dans la station debout, le membre est en abduction, d'où l'élévation et rotation en arrière de l'épine iliaque antérieure gauche.

Notons enfin deux replis extrêmement marqués de la peau entre le bassin et le rebord des côtes.

28 *octobre* 1885.	Anesthésie du pharynx.
30 —	Perte de l'odorat conservé jusque-là pour la narine gauche.

27 novembre 1885. On chloroforme Charvet dès qu'il est endormi ; la résolution est complète et l'on détermine facilement l'adduction, la flexion et l'abduction.

L'anesthésie est absolue. Dix minutes après la suspension du chloroforme, Charvet commence à ouvrir les yeux, mais les mouvements de la hanche et la pression sur le trochanter ne provoquent aucune douleur, le pincement de la peau dans la région de l'aine est pénible. Quoi qu'on tente pour persuader Charvet de sa guérison en lui montrant la liberté avec laquelle se font les mouvements les plus étendus de sa cuisse gauche, le malade commence bientôt à se plaindre d'une douleur dans la hanche et le genou ; après le réveil la coxalgie s'est reproduite telle qu'elle était auparavant avec contracture, douleur et anesthésie.

OBSERVATION XVI

ARTHRALGIE HYSTÉRO-TRAUMATIQUE DU MEMBRE INFÉRIEUR DROIT

Emilie Delet... âgée de 20 ans, entrée le 20 octobre 1886. Salle Duchemin de Boulogne. Service de M. le professeur Charcot.

Antécédents héréditaires. — Parents inconnus — la malade, enfant trouvée a été élevée par des parents nourriciers.

Il y a trois mois elle vint à Paris, pour retrouver ses parents qui devaient la prendre avec eux ; elle ne rencontra personne et fut très affectée par cette déception. — Elle perdit connaissance dans le cabinet du directeur des Enfants-Assistés. Avant cette perte de connaissance elle aurait ressenti au moment de tomber une douleur sourde à l'ovaire gauche avec sensation de constriction à la gorge.

Renvoyée de Paris à Auxerre elle eut des attaques de sommeil qui duraient plusieurs jours et qui revenaient quotidiennement. Le directeur de l'établissement, envoya la malade à Paris où elle entra à la Salpêtrière dans le service du professeur Charcot. Nous l'avons examinée le jour de son entrée et nous n'avons trouvé chez elle aucun stigmate d'hystérie. A quelques jours de là nous avons été témoins d'une attaque de sommeil ; la malade avait une respiration ralentie, le pouls battait quarante-cinq fois par minute, les membres étaient dans la résolution. Nous avons réveillé la malade par la pression de l'ovaire gauche.

Depuis son entrée dans le service, Emilie D. a continué à avoir des crises de sommeil précédées d'étouffements et de douleurs vagues dans le ventre.

Le 9 décembre 1886, la malade en descendant un escalier fit une chute en avant. *En se relevant* elle avait la jambe droite raide contracturée, et très écartée de l'autre et ne pouvait marcher que très péniblement.

Deux jours après sa chute, nous vîmes la malade debout et il nous fut possible de constater que la jambe droite tout entière, très relevée, était écartée de la ligne médiane et dans la rotation en dehors. Le pied reposait surtout sur le talon antérieur, la pointe très déviée en dehors.

Impossibilité absolue de fléchir la jambe sur la cuisse et la cuisse sur le bassin. Dans la marche le pied conserve la même attitude que dans la station debout.

La jambe se meut comme une barre rigide. Hanche, genou et cou-de-pied sont immobilisés en extension. Il est nécessaire de déployer une force considérable pour obtenir la flexion de la jambe sur la cuisse. Les mouvements de la hanche sont très douloureux. La douleur occupe la fesse, la cuisse, la partie supérieure de la jambe ; — elle est superficielle et profonde. — Le frôlement et la piqûre n'éveillent cependant pas de sensation douloureuse exagérée.

La percussion des tendons amène une douleur vive dans la hanche. Les jours suivants (11 et 12 décembre) ces symptômes se sont assez amendés pour que la malade puisse se lever et marcher assez longtemps. La jambe est toujours dans la même attitude ; peu à peu le cou-de-pied, puis le genou se dégagent, il ne reste plus qu'une douleur et une contracture limitée à la hanche. Cette douleur elle-même finit par disparaître et tout rentre dans l'ordre. Depuis cet accident, la malade est hémianesthésique droite.

OBSERVATION XVII

Résumé.

CAS D'HYSTÉRIE TRAUMATIQUE COMMUNIQUÉ PAR LE DOCTEUR BURCKARDT (SUISSE ROMANDE, 11 AOUT 1886)

Jeune scrofuleuse de 12 ans. — Sans antécédents nerveux, tombée en septembre 1883 sur le genou droit. Légères excoriations de la peau. — Un mois plus tard gonflement de l'article — douleur — la malade entre à l'hôpital de la Providence, à Neufchâtel. Diagnostic : *Synovite traumatique.* — Vingt-cinq jours après, la malade sort guérie en apparence. — Bientôt douleurs dans les mouvements, fatigue puis contracture, raideur du genou en demi-flexion. Rentrée à l'hôpital on chloroformise la malade : la jambe s'étend très bien puis revient bientôt à sa mauvaise position, *malgré un bandage contentif.*

Un nouvel examen fait constater l'absence de tout phénomène inflammatoire, mais une hyperesthésie extrême de l'articulation (peau et parties profondes). — L'hyperesthésie remontait au-dessus et descendait au-dessous du genou. Contracture très prononcée des muscles fléchisseurs.

Diagnostic : Contracture hystérique traumatique. Guérison complète au bout de quatorze jours.

Le 4 juillet 1886 la malade eut le bras droit pincé dans une porte pendant près de dix minutes. Quelques légères sugillations de la peau. Les douleurs ne semblent pas avoir été très fortes, dans tous les cas elles disparaissent très vite. Deux jours après, la malade se plaignit de ne plus pouvoir remuer le bras et on l'amena aussitôt à l'hôpital ; à son arrivée on constate une anesthésie complète jusqu'au poignet. — *Sensibilité normale dans la partie supérieure du bras ;* les limites de l'anesthésie ne concordent nullement avec celles de la contusion ; les muscles du bras et de l'épaule sont paralysés, la malade ne peut leur faire faire aucun mouvement, mais la contractilité faradique est intacte.

Pas de troubles trophiques. Légère paralysie des constricteurs de la radiale droite. M. Burkardt pense que dans le second accident arrivé à cette malheureuse fille ce serait surtout la frayeur qui serait en cause et le pincement n'aurait agi que comme cause localisante de l'accident hystérique. La production presque simultanée d'une contracture et d'une paralysie chez le même sujet prouve une fois de plus l'étroite parenté des deux manifestations.

OBSERVATION XVIII

PSEUDO-COXALGIE ET ARTHRALGIE DU GENOU (DRESCHFELD)

C. M. — 47 ans, déchargeur de fardeaux, sans aucun antécédent remarquable, eut la main prise par un crochet de grue et fut enlevé du sol. Blessures légères de la main. Perte de connaissance. On amène le malade à l'hôpital de Salford. — Il se plaignait de violentes douleurs dans le dos, à la hanche et à l'épaule droites. — Il resta quelque temps sans pouvoir marcher ; en partie par suite de la souffrance, et en partie par suite de la paralysie, mais il se rétablit au point de pouvoir marcher avec le secours de deux bâtons.

Au bout de quelque temps la douleur persistait dans la hanche et dans l'épaule droite et la marche était caractéristique. Il faisait de très petits pas, *la jambe droite paraissait plus courte* et le pied droit ne touchait le *sol que par le bout des orteils*, la partie supérieure du corps était penchée en avant en marchant et légèrement inclinée à gauche. — La partie supérieure droite du pelvis paraissait plus haute que la gauche.

Si on faisait coucher le malade on voyait que la hanche droite était légèrement contractée, mais cédait aux mouvements passifs très douloureux du reste. — Légère raideur du genou droit. — Pas d'atrophie. — Réflexes tendineux forts à droite. — Un peu de faiblesse du membre supérieur droit.

Il n'y avait pas de paralysie faciale, mais on voyait parfois des tressaillements spasmodiques sur le côté droit du visage, surtout autour de la bouche. La sensibilité générale et spéciale était très diminuée dans tout le côté droit du corps.

Cette observation montre que ce n'est pas toujours le membre atteint par le traumatisme seul qui se paralyse dans la contracture ; elle prouve aussi qu'il y a des modifications plus ou moins étendues aux autres jointures.

Enfin dans ce cas il y avait de l'hémispasme facial.

OBSERVATION XIX

PSEUDO-COXALGIE HYSTÉRO-TRAUMATIQUE

Sur l'hystérie de l'homme survenant après une blessure, par le professeur Dreschfeld. (Observation résumée :)

J. H.. 20 ans, employé à la Compagnie des transports de Manchester.

Le 5 décembre 1885, il tomba de cheval; et resta à terre sans connaissance. — Revenu à lui il se plaignit d'une douleur dans la hanche droite et la cheville du même côté..

Après un court séjour au dispensaire de Salford, pendant lequel il eut une violente attaque d'hystéro-épilepsie, constatée par le Dr Lowers, il fut soigné par le Dr Royle qui provoqua souvent des crises par la pression de la région inguinale droite.

Examiné le 5 mars 1886 par le professeur Dreschfeld le malade se présentait dans l'état suivant :

Il est assez fort et bien musclé.

La station debout n'est possible qu'avec une canne.

Pendant la marche, tout le corps est incliné vers la gauche, l'articulation de la hanche droite est immobile. La jambe droite paraît plus courte et ne touche la terre que du bout des orteils.

Le bassin est surélevé du côté droit, la région fessière plus volumineuse; aussi le talon droit ne touche-t-il pas le sol.

Courbure de la colonne vertébrale à concavité dirigée à droite.

Quand le malade est couché, une forte traction sur la jambe peut lui rendre sa longueur normale; cette traction est très douloureuse.

Le genou et la hanche peuvent encore se fléchir; il n'y a donc pas d'ankylose.

La pression au-dessus du ligament de Fallope détermine une attaque terminée par une attitude passionnelle.

Bras droit affaibli.

Rien à la face.

Anesthésie cutanée jusqu'au milieu de la cuisse droite. La partie supérieure de la cuisse et la région de l'abdomen jusqu'à une ligne passant au-dessus de l'ombilic semblent au contraire hyperesthésiées.

La palpation de ces parties détermine une douleur dans la hanche et la région inguinale.

Le bras droit et la moitié supérieure du tronc sont anesthésiques.

Sens spéciaux, du côté droit :

Ouïe très affaiblie.

Anesthésie pharyngée.

Champ visuel rétréci pour les deux yeux.

Sens musculaire aboli à droite. Pas d'atrophie. Pas de trouble vasomoteur. Réflexes tendineux exagérés à droite.

La percussion de la rotule détermine une vive douleur dans la hanche.

État mental affecté, tristesse continuelle, maux de tête, hallucinations.

Je revis le malade au mois de juin 1886. — La contracture avait disparu, la marche était possible, mais les troubles de la sensibilité persistaient. Les attaques d'hystéro-épilepsie se reproduisaient très fréquemment à ce moment.

DIAGNOSTIC

Puisque l'hystérie revendique au nom de ses manifestations une foule d'affections jusqu'à aujourd'hui réputées organiques et chirurgicales, il est indispensable d'asseoir son diagnostic sur un ensemble de signes sinon constants, du moins revenant avec une régularité suffisante. D'après M. le professeur Charcot nous appellerons *Stigmates hystériques* ces signes révélateurs de la maladie. — Signes auxquels nous sommes accoutumés à accorder la plus grande importance dans les cas difficiles.

Ces stigmates ont été pris par nous dans les symptômes moteurs, sensitifs et psychiques.

Nous avons, avec les cent malades pris au hasard parmi nos hystériques, dressé un tableau des symptômes observés. C'est le résultat de nos recherches que nous apportons sous forme de statistique, en tête de notre chapitre de diagnostic.

D'une façon générale c'est l'élément sensitif qui nous fournit les stigmates les plus éprouvés, après lui viennent l'élément moteur sur lequel s'établit le plus souvent la discussion, enfin tout à fait en dernier lieu l'élément psychique.

Dans ce dernier ordre d'idées le mutisme, les aboiements hystériques nous fourniront, une fois leur nature reconnue, des stigmates d'autant plus utiles que leur fréquence sera moins grande, et qu'ils pourront se présenter associés à des manifestations dont le diagnostic sera plus difficile.

A. — *Troubles de la sensibilité. (Stigmates sensitifs.)*

Sur 100 malades dont 50 hommes et 50 femmes pris au hasard, 7 malades seulement sur 100 n'ont présenté aucun stigmate sensitif.

93 ont présenté des stigmates sensitifs décomposables en :

Hémianesthésie sensitivo-sensorielle complète	38
Anesthésie de tout le corps (à tous les modes).	10
Anesthésie irrégulièrement disséminée.	20
Anesthésie du pharynx.	55
Rétrécissement du champ visuel	70

Ce stigmate trompe rarement, il est peut-être encore plus fréquent que nous ne l'indiquons ; chez plusieurs de nos malades il n'a pas été examiné.

A propos de l'examen des yeux remarquons avec M. Charcot qu'il *n'y a jamais* d'HÉMIOPIE.

Scotome scintillant comme début d'attaque	2 fois
Points hystérogènes trouvés.	35 fois
Hyperesthésies générales ou partielles.	23fois

(Stigmates moteurs)

Attaques	73

divisées en :

Classiques, régulières	39
(Hyst. minor) irrégulières.	34
Tremblement hystérique.	7
Diathèse de contracture sur 52	43
dont 18 hommes et 25 femmes.	
Diathèse de contracture (type léthargique).	43
— (type somnambulique seul). . . .	0
— — mixte. . . .	5

Dans une autre statistique nous avons trouvé la diathèse de contracture 52 fois sur 70 malades : 19 hommes et 33 femmes (1).

Stigmates paralytiques.	34

1. Paul Berbez. Sur la diathèse de la contracture, *Progrès*, numéro du 9 octobre 1886, page 835.

décomposables en :

Hémiplégies.	
Paraplégies.	9
Monoplégies.	10
Paralysies irrégulières ou segmentaires	6
Paralysies hystéro-traumatiques	13
Contracture hystéro-traumatique	8

S'il est une maladie dans laquelle le médecin doit se défier de son malade, c'est à coup sûr l'hystérie..... A l'amour de tromper qui caractérise cette sorte de patients peut venir s'ajouter le désir de se faire allouer par un particulier ou par une Compagnie de chemins de fer des dommages et intérêts pour une hémiplégie, ou une monoplégie acquise au service de l'un ou grâce à l'incurie de l'autre après un accident. Raison de plus pour se tenir sur ses gardes et pour ne se prononcer qu'à bon escient. Une fois pour toutes la simulation doit être absolument écartée... elle n'existe pas ou si elle existe elle s'accuse par des symptômes si grossiers qu'il est impossible de prendre pour vraies les allégations des simulateurs.

Dans l'espace de deux ans que nous avons passés à la Salpêtrière nous n'avons jamais vu un simulateur. Nous dirons plus ; la simulation même la plus habile serait déjà considérée par nous comme un stigmate psychique. — Une jeune fille du monde, élevée dans le respect d'elle-même, n'introduit pas dans ses voies génitales des cailloux de rivière avec l'intention de faire croire qu'ils s'y sont produits naturellement, sans être fortement soupçonnée de troubles psychiques des plus accusés.

L'expérience de chaque jour et les aveux des malades eux-mêmes nous ont fait à cet égard une conviction inébranlable.

Pour ce qui est en particulier des contractures et des paralysies nous dirions volontiers que la simulation revêt les caractères suivants :

La paralysie simulée n'est la plupart du temps que l'exagération de la parésie si fréquente chez les hystériques. — Alors, dit

M. Paul Richer, c'est au médecin à rechercher l'ensemble des caractères propres aux paralysies hystériques dont nous n'avons pas à refaire ici la symptomatologie. La contracture, malgré la difficulté que le malade éprouve à la maintenir, peut être souvent simulée: on n'a alors qu'à laisser faire la fatigue.

Dans un autre cas il s'agit d'un malade qui contracture son bras en lançant une pierre ou en faisant tirer ce bras par un camarade; on n'a alors qu'à rechercher le stigmate: *Diathèse de contracture.*

Rappelons encore dans ce chapitre de généralités que dans les paralysies et les contractures hystéro-traumatiques *il n'y a aucun symptôme pathognomonique de ces états;* ce qui devient spécial à l'hystérie, c'est le mode de groupement de certains symptômes, le mode d'apparition et la terminaison.

Les contusions simples, les névrites périphériques, les myélites, enfin les maladies cérébrales peuvent produire pour un observateur superficiel des phénomènes absolument semblables aux phénomènes imputables à l'hystérie. Nous sommes convaincus qu'il est *toujours* possible de faire le diagnostic, grâce à un examen méthodique du symptôme en lui-même, enfin du malade tout entier...

Examen du symptôme. — Que ce symptôme soit une monoplégie, une paraplégie, une hémiplégie, une contracture douloureuse ou non, nous sommes toujours sûrs de trouver en lui les premiers éléments de diagnostic.

Supposons une monoplégie du membre supérieur, celle de Pineau par exemple, qui nous embarrassa tant à la Charité avant les études sur l'hystérie chirurgicale. On pouvait confondre cette manifestation typique de l'hystérie :

Avec une simple contusion de l'épaule. — Cette hypothèse ne se soutenait pas. La longue durée de la paralysie (quatre mois) devait faire écarter ce diagnostic.

Avec une névrite périphérique consécutive *à un traumatisme du plexus brachial?* Cette idée n'était pas plus plausible que la première.

Après quatre mois, nous aurions constaté une atrophie plus ou moins considérable du membre..., nous n'en avions pas.

Ce changement de coloration de la peau presque constant dans les névrites consécutives au traumatisme.

Cet abaissement de la température cutanée comparable à celui qu'on trouve dans les paralysies infantiles.

Des douleurs spéciales lancinantes, durables, profondes, très péniblement supportées.

Enfin une anesthésie distribuée d'une certaine façon: laissant une languette de peau à sensibilité normale dans toute la face interne du bras et intéressant peu le moignon de l'épaule.

Nous n'avions aucun de ces signes.

Enfin, si nous interrogeons la contractilité électrique, nous devrions trouver une réaction de dégénérescence qui s'est montrée absente.

Les réflexes abolis dans la névrite peuvent être normaux ou même exaltés dans la paralysie hystérique.

De plus il n'y avait aucun signe d'arrêt dans la transpiration.

Rien non plus du côté de l'iris ni du côté de la paupière.

Ce signe si bien mis en lumière par Miss Klumpke manquait absolument. Rappelons seulement pour mémoire l'absence de zona, d'herpès, de pemphigus, toutes affections trophiques qui font rarement défaut dans la névrite.

En un mot, tous les signes de la névrite périphérique si bien étudiés par le professeur Ross, de Manchester, manquaient absolument dans le cas que nous prenons pour type de notre description. . .

M. Charcot au moyen de la méthode si féconde des contrastes a, dans un de ses cours, montré comparativement un monoplégique hystérique absolument semblable à Pineau, le nommé Por... (obs. 2) et un meunier atteint, à la suite d'un violent traumatisme à l'épaule, de névrite périphérique accusée par tous les signes qui manquaient à l'hystérique.

Dans notre symptomatologie nous avons décrit la monoplégie hystérique d'après nos observations : on n'a qu'à s'y reporter pour voir les différences qui séparent de la névrite, maladie diffuse suivant les trajets nerveux, maladie destructive par excellence, cette paralysie *propre*, si j'ose parler ainsi, nette et franchement segmentaire qui se limite par des lignes analogues à des lignes d'amputation et correspondant toujours à une articulation.

Chez l'hystérique, la motilité est abolie d'une façon complète, pour ainsi dire schématique, dans des groupes musculaires correspondant à un mouvement ou à une fonction déterminée : dans la névrite, c'est la distribution nerveuse qui commande les symptômes.

Chez les hystériques, l'anesthésie est complète ; la sensibilité est abolie dans tous ses modes : sens musculaire, sensibilité articulaire, sensibilité au chaud, au froid et à la piqûre, au chatouillement.

Chez les malades atteints de névrite ces troubles de la sensibilité sont pour ainsi dire dissociés; l'abolition de la sensibilité à la douleur provoquée laisse place à la douleur spontanée et à la sensibilité profonde.

Enfin la marche est différente dans les deux cas : tandis que la paralysie consécutive à la névrite est incurable et conduit fatalement à l'atrophie et à la destruction du membre atteint, l'autre demeure stationnaire et peut guérir tout d'un coup sans laisser de traces, *malgré une atrophie* parfois très appréciable.

Notre malade Lelog... est paraplégique, il garde le lit. Pourquoi ne serait-il pas atteint de myélite transverse?

Leyden, cité par Mosso, ne croit-il pas, à défaut de traumatisme efficient, la peur seule capable de produire une myélite ?

Dans le cas d'une myélite nous devrions avoir :

Une atrophie considérable ;

Des troubles trophiques cutanés : des eschares ;

Une paralysie spasmodique accusée par des reflexes tendineux exagérés et de la trépidation spinale ;

De la paralysie des sphincters :

Des troubles génitaux ;

Des troubles sensitifs consistant en douleurs en ceinture, douleurs dans les membres inférieurs, sans anesthésie.

Au lieu de cela nous avons à un certain degré, une paralysie flasque avec atrophie musculaire, aucun trouble trophique cutané.

Pas de troubles dans la réaction électrique ;

Rien aux sphincters. Rien aux organes sexuels:

Une anesthésie à type franchement hystérique sans douleur aucune dans le territoire paralysé.

Anesthésie qui affecte la forme de deux gigots.

Reste l'*hypothèse d'une lésion cérébrale.*

Celles de nos observations qui semblaient devoir le plus prêter à la critique sont: l'observation de Rose et celle de Hattemberger, l'un et l'autre hémiplégiques de la sensibilité et du mouvement.

En d'autres termes, est-il possible de confondre l'hémiplégie vulgaire causée parun foyer hémorrhagique au lieu d'élection, c'est-à-dire dans la capsule interne en dehors du noyau lenticulaire, en un mot l'hémiplégie organique, avec l'hémiplégie hystérique qui est, elle, d'ordre dynamique ?

Cette difficulté de diagnostic se rencontre dans la pratique et est d'autant moins aisée à résoudre que parfois des hémiplégiques hystériques présentent de l'aphasie et même plus que de l'aphasie, du mutisme.

Nous allons essayons de poser ici les éléments de ce diagnostic différentiel :

L'hémiplégie hystérique de cause traumatique atteint d'ordinaire des sujets jeunes, tandis que l'hémiplégie par hémorrhagie ou par ramollissement atteint de préférence des sujets plus ou moins avancés en âge.

L'anesthésie n'a pas les mêmes caractères dans l'un et l'autre cas. L'hémianesthésie de cause organique n'atteint pas le sens musculaire ; l'hémianesthésie hystérique peut, il est vrai, ne pas l'atteindre, mais on peut dire que c'est l'exception.

L'hémianesthésie organique peut disparaître quand le foyer hémorrhagique revient sur lui-même et cesse de comprimer le faisceau postérieur de la capsule. L'hémianesthésie hystérique au contraire, est tenace, et souvent on voit disparaître l'hémiplégie motrice hystérique, tandis qu'on voit persister l'hémianesthésie.

L'hémiplégie hystérique s'accompagne toujours d'anesthésie du pharynx; il n'en est pas de même de l'hémiplégie organique avec anesthésie. Mais ce caractère n'est pas absolu.

Sans parler des renseignements fournis par l'examen des yeux (rétrécissement du champ visuel, achromatopsie, diplopie ou polyopie monoculaire), il semblerait que l'hémianesthésie d'origine cérébrale touche moins aux organes des sens.

On voit que l'examen de cette hémianesthésie qui peut amener une confusion fournit déjà des éléments suffisants pour le diagnostic différentiel.

L'étude minutieuse des symptômes moteurs n'est pas moins convaincante.

La paralysie d'une moitié du corps qui atteint en même temps que le mouvement la sensibilité, rend presque nécessaire, du fait même de sa localisation, une dégénération du faisceau pyramidal, partant des réflexes exaltés, de la trépidation spinale, de la contracture.

La paralysie hystérique, au contraire, reste flasque pendant des mois et des années, et ne s'accompagne que très rarement d'épilepsie spinale et d'exaltation des réflexes.

S'il survient une contracture, elle est due à ce que nous appelons la diathèse de contracture.

Un signe d'une valeur considérable dans l'espèce c'est que dans l'*hémiplégie hystérique il n'y a jamais de paralysie faciale.*

Pour affermir ce fait M. Charcot s'associe à des médecins de valeur : Todd Hasse, Mitchell-Althaus contrairement aux opinions de Helot et de Lebreton qui auraient vu des hystériques avec paralysie faciale.

Il existe, il est vrai, des déviations de la face chez les hystériques, mais ce que nous nions absolument c'est que ces déviations soient des paralysies faciales. Dans ces cas-là on a affaire en effet à un spasme musculaire qui atteint une moitié de la face, spasme auquel se joint dans les cas complets celui de la langue, d'où le nom d'*hémi-spasme glosso-labié* que M. Charcot propose pour désigner cette affection.

Nous n'avons trouvé mention de ce symptôme dans aucun auteur, si ce n'est toutefois dans Brodie qui écrit sur ce sujet (1):

1. *Leçons sur les affections nerveuses locales*, page 15.

Je fus un jour consulté par une dame qui se plaignait de douleurs dans la tête et qui présentait une déviation latérale de la bouche; on croyait à une paralysie des muscles d'un côté de la face. Mais je constatai immédiatement l'existence de mouvements spasmodiques continus dans les joues et les paupières du côté vers lequel s'était faite la déviation de la bouche; et, en faisant un examen plus minutieux j'acquis la conviction que cette déviation était due, non pas à la paralysie des muscles du côté opposé, mais à l'état spasmodique des muscles du même côté.

Ce spasme peut exister isolément. — A chaque instant la commissure est soulevée par le muscle triangulaire qui tire et la moustache est agitée de secousses. — La pointe de la langue s'incline vers le côté opposé à la commissure affaissée, contrairement à ce qu'on voit dans l'hémiplégie vulgaire.

On comprend combien le diagnostic devient compliqué quand cet hémi-spasme se rencontre chez un hémiplégique hystérique, — et surtout quand il est placé de telle façon que la face semble abaissée et paralysée du même côté que les membres. — C'est ce qui se passait pour Clar... un malheureux israélite devenu muet à la suite d'une attaque, ce qui suffirait à affirmer la nature hystérique de son mutisme.

Cet homme, à la suite de chagrins et de pertes d'argent, s'est paralysé de la jambe droite, du bras droit et a fini par avoir une déviation de la face. — L'existence d'une hémi-anesthésie sensitivo-sensorielle du même côté fit considérer l'hémiplégie comme de nature organique.

Aujourd'hui que le mutisme est venu une seconde fois s'ajouter à tous les symptômes existant déjà, le diagnostic est devenu encore plus difficile. Voyons donc comment se comporte l'hémi-spasme glosso-labié chez ce malade.

La bouche offre un élargissement de la moitié droite, mais en même temps il existe de ce même côté de petites secousses qu'augmente l'émotion.

La langue est déviée du côté de l'hémiplégie, ce qui toutefois n'est pas nécessaire, car chez un autre malade, hystérique aussi, la langue se dévie du côté opposé à l'hémiplégie.

Le spasme s'exagère quand on dit au malade de découvrir ses dents.

On voit par là à travers combien de complications il faut se guider.

Un autre malade, dont l'observation est rapportée un peu plus loin (ob. 22), est atteint d'hémiplégie hystéro-traumatique et présente l'hémi-spasme glosso-labié dans toute sa pureté. Chez lui comme chez Roze... l'hémiplégie est consécutive à un coup sur le côté correspondant au côté paralysé.

L'hémiplégie hystéro-traumatique est relativement rare. Le plus souvent le phénomène d'inhibition qui succède à un traumatisme limite son action au membre blessé. L'hémiplégie est dans la plupart des cas consécutive à des blessures qui atteignent la tête.

L'observation suivante est intéressante à différents points de vue. — L'histoire du malade qui en fait l'objet est une véritable odyssée ; nous l'avons réduite à ce dont nous avons cru être sûr.

Outre son hémiplégie notre malade a des troubles vasomoteurs curieux ; il crache, vomit et urine du sang. Enfin à Ivry, il y a quatre ans, quand nous avions l'honneur d'être l'interne de M. Monod, nous avons vu se développer sur ses cuisses des hématômes très volumineux qui crevaient spontanément et rendaient un verre à Bordeaux de sang peu altéré.

OBSERVATION XX

HÉMIPLÉGIE HYSTÉRO-TRAUMATIQUE DU COTÉ GAUCHE

R. (Albert), botaniste, âgé de 43 ans, entre le 17 février 1886 dans le service de M. Charcot, à la Salpêtrière.

Antécédents héréditaires. — Rien de spécial à signaler.

Antécédents personnels. — Rougeole dans l'enfance. Pas de syphilis. Pas d'alcoolisme. Le malade depuis 1871 a mené une vie assez agitée. A partir de cette époque jusqu'en 1879 il a voyagé en Australie, chargé par des Sociétés savantes de réunir des collections de botanique.

En 1879, au mois de septembre, il se laisse entraîner dans la fameuse expédition du marquis de Rays et part pour la colonie fictive de Port-Breton.

Le récit que le malade fait de l'histoire de sa vie à dater de ce moment et qui rappelle les aventures du capitaine Pamphile, est en partie en contradiction avec des données bien positives que nous possédons. Nous le passerons donc sous silence et nous n'indiquerons que les faits dont la réalité paraît solidement établie. Notons toutefois que le malade prétend avoir reçu en Nouvelle-Guinée, dans un combat avec des nègres, un coup de massue sur le côté gauche de la tête. Il avait perdu connaissance et se serait réveillé paralysé de la sensibilité et du mouvement dans tout le côté droit; cette paralysie aurait duré près d'un an et aurait disparu à la suite d'une trépanation faite à Saint-Thoma's Hospital. Il nous a été impossible de vérifier ce récit, aussi ne le donnons-nous qu'en faisant des réserves.

Ce qui semble en tout cas bien certain, c'est que le voyage de R. a été pour lui l'occasion de souffrances sans nombre et de toutes sortes. — Arrivons tout de suite au mois de juillet 1881, époque à laquelle le malade, de retour en Europe, est entré dans le service du docteur Wilks, à Londres.

L'observation de R. est en effet relatée dans les leçons publiées par ce médecin (1) et voici les particularités les plus intéressantes qu'on y trouve : Le malade se plaignait d'une douleur de tête du côté gauche; il était hémiplégique du mouvement et de la sensibilité du côté gauche, l'hémi-anesthésie était sensitivo-sensorielle, les réflexes étaient abolis à gauche, il y avait une hyperesthésie tout le long de la colonne vertébrale, le malade était sujet à des crises pendant lesquelles les membres se raidissaient et à la suite desquelles les membres supérieur et inférieur gauches restaient contracturés pendant quelques jours; à la suite d'une vive émotion, l'hémiplégie s'est très atténuée. Le malade était morphiomane. Il a quitté le service de M. Wilks imparfaitement guéri. — Arrivons maintenant au mois de février 1883. Le 8 de ce mois le malade fut pris dans la rue d'une attaque convulsive très violente à la suite de laquelle il vomit une grande quantité de sang; on l'apporta à la Charité dans le service de M. Féréol, où il resta plusieurs mois, et son observation fut publiée par l'interne de service, M. Leprévost (2). Voici ce qu'il y a de plus essentiel à noter dans cette observation : à son entrée à l'hôpital le malade avait des hématémèses, des épistaxis et des hématuries qui durèrent plusieurs jours; le côté gauche du corps, sauf la face, était complètement paralysé, la parole était embarrassée. Au bout

1. Lectures on The Nervous system Diseases par Easles Wilks.
2. *France médicale*, année 1881.

de quelques semaines son état s'améliore notablement, mais le 31 mars survint une nouvelle crise caractérisée comme la précédente par des hémorrhagies, et l'hémiplégie qui était en voie de guérison reparut aussi complète que le premier jour; au bout d'un certain temps l'état s'améliora de nouveau; la paralysie du membre supérieur finit par disparaître: le membre inférieur gauche resta seul paralysé et M. Féréol fit construire pour lui un appareil, un pilon avec lequel la marche devint possible; le 10 août nouvelle crise caractérisée par des hématémèses et une très vive céphalalgie; le 29 août survient une crise caractérisée par un spasme laryngé, qui amène presque l'axphyxie.

Le 8 septembre le malade quitte la Charité.

Après sa sortie de la Charité le malade alla dans un hôpital protestant à Neuilly, où M. Monod le vit et d'où il l'amena dans son service à Ivry vers la fin de 1883. M. Berbez, interne à Ivry à ce moment, prit son observation, et voici quel était alors l'état de R.; le membre supérieur est absolument flasque; aucun mouvement n'est possible de ce côté; il en est de même du membre inférieur, et lorsque le malade progresse au moyen de béquilles il traîne après lui ce membre comme un corps inerte qui balaye le sol, il se sert d'habitude du pilon que M. Féréol a fait construire pour lui; le membre supérieur droit se meut normalement — rien au point de vue de la mobilité du côté de la face, le pharynx et le voile du palais paraissent d'habitude très bien fonctionner, mais parfois les liquides reviennent par le nez, — il y a une hémi-anesthésie gauche absolue qui comprend aussi la moitié gauche de la cavité buccale et du pharynx — les réflexes tendineux sont plus faibles à gauche qu'à droite. — La vision est plus faible à gauche et de ce côté l'odorat et le goût sont nuls — il y a une hyperalgésie tout le long des apophyses épineuses et une douleur très vive dans la région pariétale gauche. — Pendant son séjour à Ivry le malade eut plusieurs attaques se présentant à peu près sous le même aspect et se développant dans les mêmes conditions: le malade est adonné à la morphine; toutes les fois que pour une raison ou pour une autre on ne lui fait pas une de ses injections habituelles il est pris de douleurs vives dans la tête et dans le rachis, ses membres se raidissent, se contracturent, puis le côté droit est agité de secousses rapides, de mouvements cloniques; enfin le malade revient à son état normal; mais peu de temps après la même série de phénomènes se reproduit et il en est ainsi plusieurs fois de suite; à la fin de l'attaque surviennent des hématémèses et des hématuries qui persistent plusieurs jours après l'attaque; le malade reste aussi contracturé de ses membres pendant plusieurs jours et parfois sa langue est contracturée et paraît tordue sur elle-même de telle sorte que la face inférieure est tournée en haut. Le malade reste plusieurs mois à Ivry, puis quitte cet hospice et va en Algérie, dit-il, et de là revient de nouveau en France ; son hémiplégie n'aurait jamais complètement disparu depuis cette époque. Vers la *fin de* 1885 le malade entre de nouveau à la Charité dans le service de M. Féréol où M. Berbez, interne du service, l'examine de nouveau et enfin dans le mois de février 1886 le malade est envoyé de la Charité à la Salpêtrière. Son état ne s'est pas modifié depuis sa dernière entrée à la Charité et il est constitué comme il suit :

Etat actuel (18 *février* 1886). — Le malade, de taille moyenne, paraît très affaibli et présente un aspect qui dénote la fatigue et la dépression ; il semble avoir toute sa lucidité d'esprit et répond très bien aux questions qu'on lui pose ; mais nous avons pourtant fait remarquer déjà que certains renseignements qu'il donne sont en contradiction flagrante avec les renseignements provenant d'autres sources et dont la réalité nous a paru certaine ; c'est pour ce motif que dans les antécédents nous avons passé sous silence presque tout ce qui n'était pas susceptible de vérification. Il existe une hémiplégie gauche flasque, incomplète. *La face* est absolument normale en ce qui concerne la motilité. La motilité du *membre supérieur* est très affaiblie, le malade peut faire exécuter à son épaule, son coude, son poignet et ses doigts quelques mouvements, mais ceux-ci sont très limités. *Le membre inférieur* est complètement paralysé dans tous ses segments ; pour marcher, le malade est obligé de se servir de l'appareil que lui a fait faire M. Féréol et qui consiste en un pilon sur lequel repose le genou du malade et qui est fixé au pourtour de son corps par un cerceau d'osier ; lorsque le malade marche, il avance le membre inférieur droit en prenant un point d'appui sur le sol au moyen de son pilon et il avance le membre inférieur gauche en inclinant son tronc à droite et en avant et en projetant ainsi son membre sous l'influence de la pesanteur ; lorsque le malade ôte son pilon et qu'il cherche à marcher avec des béquilles, pour avancer son membre inférieur gauche, il incline son tronc en avant et il entraîne ainsi son membre, le pied étant tourné en dehors et balayant le sol. Le membre inférieur gauche est notablement plus grêle que le droit ; les masses musculaires sont manifestement atrophiées à gauche et l'amyotrophie porte sur la fesse, la cuisse et la jambe. Voici les chiffres qu'on obtient des mensurations.

	C. droit	C. gauche
Circonférence de la cuisse à 10 cent. au-dessus de la rotule.	37 c.	33 c.
— — 15 cent.	41	38
— — 20 cent.	45	41
Circonférence maxima de la jambe	C. droit	C. gauche
	31	28

L'atrophie ne semble pas porter particulièrement sur tel ou tel groupe musculaire ; tous les muscles du membre inférieur paraissent atteints. Le membre supérieur gauche est plus grêle que le droit, mais la différence entre les deux membres n'est pas très marquée ; le deltoïde gauche est un peu aminci ; la plus grande circonférence du bras gauche est de 24 centimètres, tandis que celle du côté droit est de 25 centimètres ; à la partie supérieure de l'avant-bras le périmètre est de 23 centimètres à gauche et de 24 centimètres à droite ; entre les deux mains il n'y a pas de différence appréciable.

Il n'y a pas de secousses fibrillaires. La contractilité électrique est affaiblie dans les muscles atrophiés ; mais cette diminution paraît être simplement en rapport avec la diminution du volume des masses musculaires ; on ne trouve en effet aucun des caractères que l'on constate dans la réaction de la dégénérescence, on a affaire à une atrophie simple. La résistance électrique est augmentée. Les réflexes tendineux sont plus faibles à gauche qu'à droite. La sensibilité est presque complètement abolie dans le côté gauche du corps et dans tous ses modes, (tact, douleur, température, sens musculaire). Dans la région occipitale gauche existe une zone extrêmement douloureuse qui est le siège des douleurs les plus vives lorsque le malade omet de faire une de ses piqûres de morphine habituelles ; le long du rachis à gauche existe une zone d'hyperesthésie.

Le testicule droit est un peu douloureux à la pression. Dans le flanc droit existe un point très douloureux.

Yeux. — Le malade ne distingue pas les objets de l'œil gauche ; il voit seulement s'il est dans l'obscurité ou à la lumière, mais il voit mieux avec les deux yeux qu'avec l'œil droit seul. A droite, il y a un rétrécissement du champ visuel très prononcé, et de la diplopie monoculaire.

Ouie. — A gauche le malade n'entend le tic-tac de la montre que lorsqu'on l'applique sur l'oreille ; à droite il entend bien.

Odorat. — Le malade ne sent pas de la narine gauche.

Goût. — Il est aboli à gauche. Anesthésie *du pharynx.* Le malade est toujours adonné à la morphine ; mais il a diminué sa ration quotidienne.

1er *juillet.* Depuis le mois de février le malade a eu à plusieurs reprises des attaques semblables à celles qu'il avait eues autrefois. Plusieurs tentatives à l'aide du massage et de l'aimant ont été faites pour chercher à modifier l'état du malade ; mais jusqu'à présent aucun résultat n'a été obtenu.

OBSERVATION XXI DRESCHFELD

Résumé

C. F. 32 ans, entré à l'infirmerie en janvier 1886. — Commis voyageur ayant joui jusque-là d'une bonne santé, quoique ayant fait pas mal d'excès. Caractère irritable.

Le 26 décembre 1885 il est mordu par un chien au dos de la main droite ; la morsure très légère fut guérie en quelques jours.

Le malade craignant que le chien ne fût enragé, alla consulter le Dr Warthon et fut rassuré pendant quelque temps; mais au bout de peu de temps il fut assailli de nouveau par des craintes et un beau jour devint hémiplégique de la sensibilité et du mouvement à droite en même temps qu'aphasique. — La nature hystérique de la maladie fut reconnue aux caractères suivants :

Intensité de la paralysie motrice. *Face respectée.* Abolition totale de sensibilité dans une moitié du corps.

Hémiparalysie sensorielle. — Rétrécissement du champ visuel. Mutisme hystérique. — Marche de la maladie. — (Brusquement guéri de son mutisme en parlant politique.)

Cette observation montre que dans les hémiplégies hystériques les plus complètes la face est respectée.

OBSERVATION XXII

HÉMIPLÉGIE HYSTÉRIQUE DROITE

Obs. recueillie par Henry Berbez, externe du service.

Hattenb...., camionneur, service de M. Charcot.

Grands-parents inconnus.

Mère morte en 1882 à 48 ans, d'un chaud et froid. Deux frères de la mère bien portants.

Père, 69 ans, boit un peu.

Une sœur du malade à 19 ans est sur le point de mourir en ce moment (phtisie pulmonaire).

Une autre sœur morte en 1882 d'une tumeur du sein (à 24 ans). — *Pas d'aliénés.*

Antécédents personnels. — A 6 ans, en 1868, scarlatine avec albuminurie, anasarque, convulsions urémiques. Guérison complète.

De 10 ans à 15 ans, tics tels que haussement d'épaules, inclinaison de la tête, le plus souvent du même côté, battements de paupières. Chaque tic durait quelques mois et faisait place à un autre. Jamais de tic de la bouche autrefois. A l'âge de 12 ans, en 1872, après avoir joué toute la journée, il se coucha, eut des cauchemars, poussa des cris ; le lendemain, au dire du malade, la marche était devenue impossible.

Mouvements involontaires continuels, pendant deux mois : diagnostic de chorée porté par M. Labric. — La langue fut embarrassée au point que la parole était devenue impossible. Convalescence après huit mois de maladie. Rechute pendant la convalescence. Deux nouveaux mois de maladie.

En 1882, à 20 ans, fièvre typhoïde grave, otite purulente à droite ; l'ouïe de ce côté qui avait toujours été un peu dure, fut depuis l'otite abolie complètement.

Jamais de rhumatisme ni de maladies vénériennes (syphilis ou blennorrhagie).

Caractère lourd ; intelligence semblant assez rudimentaire ; accès de colère très violents pour les moindres contrariétés.

A la fin de juillet 1884, dormant sur le brancard gauche de son camion, il tomba à terre sur l'épaule droite ; la voiture ne passa pas sur son corps.

Choc considérable ; perte de connaissance, hémorrhagie par les oreilles.

Porté à l'Hôtel-Dieu dans le service de M. Hérard, il reprit connaissance durant la nuit ; le lendemain matin, il était paralysé de tout le côté droit du corps ; il y avait déviation de la face. Le malade passa bientôt dans le service de M. Vulpian qui observa pendant trois mois et avec grand étonnement cette paralysie restée flasque et non spasmodique pendant tout ce temps.

Tout le temps que dura la paralysie, *la langue qui était déviée à gauche* (côté opposé à la paralysie), ne permettait au malade que de proférer des paroles incompréhensibles. Il commençait à parler, disait deux ou trois mots, puis restait court.

Hémi-anesthésie droite, complète du tégument externe, constatée à cette époque, paraît-il.

Le mouvement revint un peu à la fin de décembre, et la marche était suffisante pour permettre au malade de rentrer chez lui où il passa le mois de janvier 1885. Il rentra à l'hospice au mois de février 1885 et y séjourna, tant à Necker qu'à l'hôpital Broussais, jusqu'à la fin d'avril 1886.

Il recommença à travailler alors.

L'embarras de la parole n'avait duré que les trois premiers mois (juillet à décembre 1884).

La force ne revint jamais complètement. A dater du mois d'avril, la langue était tournée à gauche.

Dernièrement, au mois de décembre 1886, étant comme la première fois endormi sur le brancard du camion, il tomba à terre, resta quatre ou cinq heures sans connaissance et se réveilla paralysé du côté droit ; l'affaiblissement fut moins fort que la première fois.

Conduit dans le service de M. Brissaud à la Pitié, il fut amené enfin à la Salpêtrière, où M. Charcot confirma le diagnostic d'hémiplégie hystérique porté à la Pitié.

Examen actuel :

20 décembre 1886.

Malade vigoureux, grand et robuste, bien développé physiquement, fait son métier de camionneur sans sortir de là, sait à peu près lire, mais dit qu'il ne lit jamais parce que cela lui fait mal aux yeux.

Hémiplégie droite qui s'en va ; la diminution de force a, paraît-il, été beaucoup plus appréciable qu'elle ne l'est aujourd'hui.

Motilité.

Au bras et à la jambe, résistance aux mouvements passifs *très peu* considérable.

Dynanomètre à droite 20°
à gauche 35°

Le bras droit n'est pas complètement inerte, le malade commence à pouvoir s'en servir pour les mouvements usuels, manger, s'habiller ; mais il doit toujours le surveiller, car plusieurs fois il s'est heurté le bras mal dirigé pour l'exécution d'un mouvement, en l'absence du regard.

Peut mettre sa main sur la tête ; soulève bien la jambe au-dessus du plan du lit sur lequel il est couché.

	A droite	A gauche
Circonférence du bras	25 centim.	26 centim.
de l'avant-bras	25 centim.	25 centim.
de la cuisse	même diamètre.	
de la jambe	33 centim.	33 1/2.

Marche *possible*, ne traîne pas la jambe paralysée comme au début.

Un peu de contracture de la main droite par l'application du lien circulaire à la partie moyenne de l'avant-bras.

Déviation de la face. — Au repos : lèvre supérieure gauche soulevée d'une façon *constante* ; le soulèvement est exagéré à chaque instant par une petite secousse qui porte la moustache de ce côté en haut.

Pli naso-labial plus accusé du côté gauche. Paupière supérieure a une tendance à tomber plus à gauche qu'à droite.

Quand le malade souffle, rit ou fait une grimace, la partie gauche seule prend part au mouvement, la partie droite reste inerte. Les dents sont beaucoup plus découvertes à gauche. Cependant, sous l'influence de la volonté, le malade peut arriver a faire la grimace du côté droit. Il y a donc parésie apparente de la moitié droite du visage sous l'influence du spasme du côté gauche.

La langue peut se porter hors de la bouche, mais sa pointe est fortement déviée vers la gauche : pas de torsion sur son axe.

Le voile du palais n'est pas dévié.

Cette dernière paralysie ne s'est pas accompagnée d'embarras de la parole.

Sensibilité.

Perte complète de la *sensibilité cutanée* dans la moitié droite du corps. — Le frôlement, la piqûre, le froid ne sont perçus à aucun degré.

Toutefois, les yeux fermés, le malade tressaille quand on pique la peau de la légion lombaire : cette piqûre, à ce qu'il dit, n'est du reste nullement perçue, il en est de même de la peau du ventre, dont le frôlement seul suffit pour déterminer la contraction des muscles abdominaux quoique le malade n'accuse aucune sensation.

Réflexe du pharynx tout à fait *aboli* à droite, conservé à gauche.

Réflexe de la *conjonctive aboli* dans l'œil droit ; on peut passer le doigt sur le globe de l'œil à droite mais non à gauche.

Réflexe crémastérien semble fort diminué, sensibilité des organes génitaux normale.

Réflexe rotulien très affaibli à droite.

Sens musculaire.

Les yeux fermés le malade a la notion de direction quand on lui dit d'atteindre sa main droite avec la gauche : mais le mouvement ne se fait pas avec sûreté.

Abolition du sens musculaire pour les doigts : le malade ignore absolument la position que l'on donne aux doigts de sa main.

Perte *complète de la notion de poids* ; un corps très lourd placé dans la main droite n'éveille aucune sensation.

Sens spéciaux.

Œil. — La vue est très bonne.

L'examen de l'œil pratiqué par M. Parinaud le 22 décembre a révélé un rétrécissement du champ visuel du *côté droit* seulement.

Ouïe. — Le malade entend une montre :

A droite à 3 centimètres

A gauche à 25 ou 30 centimètres.

Goût. — La moitié droite de la langue dont la *sensibilité générale* est *abolie*, ne sent nullement le goût des aliments.

Odorat. — Narine droite insensible.

Toucher.— Nul, impossibilité de reconnaître un objet les yeux fermés.

TROUBLES TROPHIQUES.

La main droite est constamment d'un rouge violacé plus froide que la gauche. Elle ne sue pas davantage.

OBSERVATION XXIII

HÉMIPLÉGIE HYSTÉRO-TRAUMATIQUE

Obs. recueillie par Henry Berbez.

Le nommé Vois... 29 ans, garçon boucher entre le 17 avril 1886, salle Bouvier 9, service de la clinique.

Antécédents héréditaires. — *Père* bien portant, est âgé de 63 ans.

Mère bien portante également.

Grand-père maternel, mort à 107 ans.

3 *frères* en bonne santé.

2 *sœurs*, l'une a des attaques depuis l'âge de 16 ans, elle tombe raide par terre, sans prodromes et reste ainsi pendant dix minutes ou un quart d'heure avec des secousses musculaires dans tous les membres, sans pousser un cri, mais sans avoir non plus d'écume à la bouche.

La malade ne peut dire si elle se mord la langue ni si elle urine sous elle pendant ses attaques dont elle ne garde aucun souvenir; après l'accès elle s'endort et a parfois des vomissements et de la céphalalgie.

Cette femme a aujourd'hui 35 ans, elle est modiste et il lui arrive de tomber au milieu de ses ouvrières dans son atelier.

Antécédents personnels. — Né à Paris le malade travaille aux abattoirs depuis l'âge de 12 ans 1/2. A 20 ans il a fait son service militaire et a passé cinq ans à Nancy; pendant son séjour dans cette ville il a été fortement tamponné entre deux voitures. Ce traumatisme n'a pas été suivi d'accidents nerveux. Revenu du service il a repris son métier de tueur dans les abattoirs.

Depuis quatre ans *il conduit la viande*, métier qui consiste à charger et à décharger chaque jour 7 ou 8 bœufs sur une voiture qui transporte la viande des abattoirs chez les bouchers de la ville. C'est un métier des plus pénibles ; chaque charge (demi-bœuf) est environ de 4 à 500 livres.

Il y deux ans il est tombé sous un demi-bœuf, pesant 600 livres. Il est resté quelques minutes sous la charge avant qu'on ait pu le dégager. (Cet accident n'aurait eu aucune suite.)

Il travaille la nuit de 6 heures du soir à 5 heures du matin.

Il a été blessé il y trois ans à la cuisse droite, d'un coup de corne de taureau ; pendant trois mois il a été soigné à l'hôpital Lariboisière.

Pas de syphilis, une blennorrhagie sans orchite.

Pas d'alcoolisme. Cependant tous les jours il boit deux ou trois litres de vin.

Comme tous les bouchers le malade a l'habitude de boire le matin deux verres de sang chaud.

Il y a huit mois, au mois d'août 1885, à onze heures du soir, il était au coin de la rue des Martyrs devant un étalage de boucher et il se disposait à charger un demi-bœuf sur ses épaules, quand il éprouva tout d'un coup une grande faiblesse dans les jambes accompagnée de bourdonnements d'oreilles et d'un saignement de nez assez abondant ; il est resté debout appuyé contre la voiture sans pouvoir avancer pendant près de dix minutes.

Deux agents de police l'ont emporté sur un brancard à l'hôpital Beaujon dans le service de M. Millard.

Les bourdonnements d'oreilles ont duré quatre ou cinq jours accompagnés d'un mal de tête persistant.

Les pieds étaient engourdis... peu à peu des fourmillements ont gagné la ceinture. A ce niveau il sentait comme une barre.

Il parait qu'en essayant de marcher le malade vit ses genoux s'entrechoquer.

Il parait aussi que la température fut très élevée et que le thermomètre placé dans l'aisselle marqua 40 et 41°. Pendant quatre jours il survint de la rétention d'urine. Cette rétention disparut d'un coup et la température retomba à 37°. De plus il n'y a plus eu de troubles urinaires.

Les épistaxis ont été assez abondantes pour nécessiter de l'ergotine à haute dose.

Pendant quatre mois il est resté à Beaujon, deux mois au lit et deux mois se trainant avec une canne. C'est au moment où il a commencé à se lever qu'on lui a appliqué aux lombes des pointes de feu qu'il n'a pas senties à ce qu'il affirme. Le malade trainait surtout la jambe droite. A différentes reprises on a fait des applications de chlorure de méthyle sur les deux jambes qui étaient très douloureuses ; la sensibilité était, parait-il, beaucoup mieux conservée à gauche qu'à droite.

Après quelque temps passé à Vincennes V... a voulu reprendre son travail. C'était le moment des concours d'animaux gras, il a fait de trop grands efforts et il est retombé malade.

La faiblesse et les fourmillements des jambes ont reparu de plus belle, cette fois sans troubles urinaires.

Le malade a remarqué que son pied droit marchait sur une éponge ; il n'y avait rien au membre supérieur. Il est allé au Parvis-Notre-Dame et s'est fait admettre dans le service du Dr Barié à l'hôpital Broussais, le 29 janvier 1886. Là il eut des fourmillements plus accentués du côté droit du corps ; il eut aussi des épistaxis fréquentes mais peu abondantes. M. Barié porta le diagnostic de méningo-myélite dorso-lombaire.

Un mois après son entrée à l'hôpitel Broussais (le 2 ou 3 février) il eut une *attaque d'oppression* dans son lit.

Il a senti une boule partir du creux de l'estomac et remonter vers la poitrine et la gorge comme pour l'étouffer ; en même temps il devenait violet, avait des sifflements dans les oreilles et une douleur de tête des plus vives. Il a perdu connaissance pendant près d'une demi-heure. Cette attaque aurait été causée par une contrariété assez vive, le malade attendait des parents qui ne sont pas venus le voir ce jour-là.

La perte de connaissance a été telle qu'il n'a pas vu l'interne qui est resté longtemps près de son lit et lui a fait mettre des ventouses.

Quand il est revenu à lui le malade avait une hémiplégie complète du bras et de la jambe droite sans participation aucune de la face.

Au début cette paralysie était absolument flasque. Le malade avait la sensation complète d'absence de ses deux membres.

Quand il s'est levé pour marcher sa jambe droite semblait une masse inerte qu'il traînait après lui. Il croyait toujours que son pied droit foulait une éponge.

La sensibilité était complètement abolie dans les deux membres du côté droit. On lui a enfoncé, sans qu'il sentit rien, des épingles dans le bras, dans la jambe et jusque dans la plante du pied. On n'a pas délimité les zones d'anesthésie, mais on a constaté de bonne heure des différences dans les sensations des membres des deux côtés.

Les mouvements sont encore possibles mais très affaiblis surtout pour les doigts.

Réflexes faibles mais conservés.

Dynamomètre		*Main droite.*	*Main gauche.*
	yeux ouverts	23	100
	— fermés	18	95

Résistance peu considérable aux mouvements passifs.

Le membre supérieur droit présente une atrophie sensible surtout au niveau du bras et du biceps.

	Côté gauche.	Côté droit.
Bras	26	23
Avant-bras	24	24
Poignet	16	16

Différence de température assez notable entre les deux membres supérieurs, le droit est plus chaud.

Léger tremblement plus sensible à droite.

Membre inférieur droit. — Mêmes signes qu'au bras.

L'anesthésie cutanée réserve aussi la plante du pied dont la sensibilité est amoindrie.

L'anesthésie profonde est complète pour tous les segments du membre, sauf celui de la hanche.

Le talon peut encore être détaché du lit.

Les mouvements de flexion du genou sont impossibles, la jambe est raide et reste telle quand le malade s'asseoit.

Si on veut forcer les mouvements le membre se contracture davantage et, si l'on insiste, le malade accuse une vive douleur dans l'aine.

Anesthésie du gigot brachial et du *gigot* crural. Rétrécissement très accentué du champ visuel des deux côtés; beaucoup plus marqué à droite.

Diplopie monoculaire à droite.

Pas de dischromatopsie.

L'odorat est perdu pour la narine droite, diminué seulement pour la narine gauche.

Le goût. — Le sulfate de quinine et l'aloès portés sur la langue ne sont perçus ni à droite ni à gauche, il semblerait que la ligne médiane est sensible.

Anesthésie du pharynx plus accusée à droite.

Membre supérieur du côté droit. — Anesthésie cutanée sur toute la surface du membre supérieur droit, sauf sur la face palmaire de l'index et sur une partie de l'éminence thénar.

Sensibilité profonde et sens musculaire abolis pour tous les segments du membre, sauf l'épaule. C'est la sensibilité de l'épaule seule qui avertit le malade des divers déplacements et des torsions en tous sens que l'on imprime aux divers segments du membre.

Quand on fait faire des mouvements aux deux bras à la fois, il semble qu'ils se font mieux.

Réflexes très faibles, beaucoup plus faibles qu'à gauche.

Mensurations	*Droite*	*Gauche*
Cuisse :	41	43 cent.
Mollet :	33	33

Le malade sent encore des douleurs en ceinture. Dans la marche, il traine un peu le pied en balayant le sol ; autrefois ce symptôme aurait été encore plus accentué.

Jusqu'ici nous ne nous sommes occupés que des hémiplégies ; est-il possible de trouver des monoplégies d'origine cérébrale et de cause organique qui puissent nous donner le change ?

A part le cas de M. Joffroy (Prog. méd. 1885), celui de M. Bonnett et Campbell dans le Brain de 1885, on ne connait pas de cas de monoplégie brachiale par lésion de la capsule interne. Encore dans les faits rapportés il n'y avait pas d'anesthésie comme chez nos monoplégiques.

Reste l'écorce. (Ballet, thèse.)

(Ferrier Brain, avril 1883). Dans les faits cités par ces deux auteurs il n'y avait pas d'abolition de la sensibilité cutanée ni du sens musculaire.

M. Lober (1) dans son chapitre diagnostic rappelle les faits d'Allen Starr (Cortical lesion of the Brain Amer. Jour. of the med. sciences, juillet 1884), faits où l'on constata avec des lésions des circonvolutions frontale et pariétale ascendantes des paralysies du mouvement et de la sensibilité.

Ces faits sont tellement en contradiction avec ce que nous savons des localisations que nous nous bornons à les signaler.

Il reste un groupe de paralysies capables, selon quelques auteurs, d'être confondues avec les paralysies hystéro-traumatiques : nous voulons parler des paralysies saturnines et alcooliques. Nous ne pouvons mieux faire que de nous retrancher derrière l'opinion de notre maitre et de dire avec lui (dernière leçon du semestre d'été) : Quand chez un alcoolique ou un saturnin on cons-

1. Thèses d'agrégation, 1886.

tate une hémi-anesthésie sensitivo-sensorielle, c'est qu'on est en présence d'un hystérique.

Objectivement les paralysies saturnines et alcooliques se caractérisent par une altération de la contractilité électrique.

Les paralysies consécutives aux maladies aiguës, fièvre typhoïde, diphtérie, etc., se distinguent d'elles-mêmes.

Les paralysies syphilitiques sont dans le même cas, les commémoratifs et les signes existants de syphilis fixeront le diagnostic, les résultats du traitement spécifique auront leur importance.

Les paralysies rhumatismales se distingueront par l'absence d'anesthésie, l'alternance avec les manifestations articulaires et le diagnostic deviendra beaucoup plus facile encore quand, en même temps que la manifestation que l'on suppose hystérique, on trouvera quelques-uns des signes (anesthésie du pharynx, symptômes oculaires, diathèse de contracture, attaques, zones hystérogènes, testiculie, etc.), auxquels nous avons donné le nom de stigmates.

Pour ce qui est des contractures ou paralysies avec rigidité nous avons la même pierre de touche que pour les paralysies flasques. Quant au symptôme en lui-même il se différenciera des symptômes cérébraux organiques par des caractères aussi tranchés que ceux des paralysies précédentes.

Il est cependant certaines contractures de nature organique qui pourraient à la rigueur justifier une confusion : nous allons successivement les passer en revue.

Le diagnostic d'une contracture hystéro-traumatique est plus difficile quand il s'agit d'une contracture localisée et quand les stigmates existent en petit nombre ou n'existent pas du tout. — C'est alors qu'on peut se demander s'il ne s'agit pas d'une de ces rigidités musculaires qui ne sont pas rares après les traumatismes et qui relèvent d'une myosite à marche plus ou moins rapide, à intensité plus ou moins grande.

Dans ces cas douteux on trouve toujours ou presque toujours un traumatisme profond violent qui a plus ou moins contusionné les troncs nerveux; il y a plaie, section plus ou moins complète du nerf, perte de substance et dès lors réaction de dégénerescence, — changement de coloration des téguments. — Dans la thèse d'agrégation de M. Tillaux (1866), sur les plaies des nerfs, dans le livre de Weir Mitchell, on voit à la seule lecture des observations combien grande est la différence. — L'aspect franchement inflammatoire de la maladie sépare la contracture par myosite de la contracture hystéro-traumatique.

Duchenne de Boulogne (1) décrit sous le nom de *contracture réflexe ascendante par traumatisme articulaire* une affection qui s'accompagne de troubles de la sensibilité et du mouvement se produisant après des traumatismes articulaires quelquefois insignifiants. Nous croyons qu'il s'agissait là de véritables contractures hystéro-traumatiques.

Toujours à propos des contractures consécutives à des irritations locales, signalons la contracture de M. Volkman, qui s'observerait dans les cas de fracture surtout aux membres supérieurs à la suite et en conséquence d'un bandage trop serré (2).

Cette contraction, d'après M. Volkman et aussi d'après M. Leser (3), serait une conséquence de l'ischémie produite dans le membre, par le fait de la compression excessive exercée par le bandage et elle devrait être assimilée, suivant les auteurs cités, à la rigidité qui se montre sur les parties ischémiées, dans l'expérience de Stenon ou encore chez l'homme à la suite de la ligature de l'artère principale d'un membre.

M. Charcot nous a fait remarquer, dans sa leçon publiée par le *Progrès Médical* le 23 octobre 1886, que cette contracture ischémique était une esquisse survenue chez le vivant, de la rigidité cadavérique, rigidité qui finirait, si l'expérience se prolongeait, par faire place à la mortification du membre.

C'est bien là le mécanisme invoqué par MM. Volkman et Leser pour expliquer le développement de la rigidité dans les cas qu'ils ont observés. Suivant eux la rigidité musculaire serait due à la

1. Elect. local. 3e édit.

2. Die ischaemischen Muskellahmungen und. contracturen. Cbl. f. chir. 1881, nº 51 Cbl. f. die med. Wiss. 1882 p 415.

3. Untersuchungen ueber ischemischen Muskelcontracturen und muskellahmungen Leipsig 1884.

coagulation de la myosine dans un plus ou moins grand nombre de faisceaux musculaires. Cette contracture se distingue de la contracture hystéro-traumatique : 1° Par ce fait que dans ces cas-là la réaction électrique est profondément modifiée et qu'elle l'est peu ou pas dans les cas d'hystérie ; 2° que l'anesthésie chloroformique résout la contracture névropathique et reste sans résultats sur la rigidité par myosite.

Nous savons que chez notre boucher Dum..., les résultats de la chloroformisation comme ceux de l'électrisation sont absolument opposés et ne peuvent en rien être rapprochés des résultats obtenus par M. Vokmann et Leser.

Les contractures hystéro-traumatiques, contractures à type spasmodique, ne diffèrent pas foncièrement de celles qui se développent à la suite de certaines lésions organiques des centres nerveux, lésions qui présentent pour trait commun d'entrainer avec elle la dégénération secondaire du faisceau pyramidal.

Dans les deux cas la rigidité spasmodique porte à la fois sur les groupes musculaires antagonistes extenseurs et fléchisseurs ; dans les deux cas par la chloroformisation on amène la résolution complète de la contracture.

Malgré ces points de ressemblance les contractures hystériques pourront être distinguées souvent des contractures reconnaissant pour point de départ une lésion matérielle cérébrale ou spinale appréciable à l'aide de certains caractères cliniques.

La contracture hystérique est plus intense, persiste telle quelle pendant le *sommeil* normal le plus profond, tandis que la contracture organique en général moins accentuée se montre manifestement atténuée quand le malade dort. De plus, cette atténuation persiste plusieurs heures après le *réveil*.

Dans les contractures organiques la perte de la sensibilité n'est jamais complète ; dans l'hystérie, au contraire, la peau des parties contracturées est insensible à tous les modes ordinaires de sensibilité superficielle et profonde.

Enfin nous n'aurons aucune raison pour suspecter une lésion des centres nerveux en foyer quand nous aurons constaté l'absence de tout symptôme pouvant se rapporter à une lésion de ce genre.

Les contractures hystéro-traumatiques devront aussi être distinguées de ces raideurs douloureuses qui surviennent dans les muscles avoisinant les articulations malades (tumeurs blanches, déchirures de ligaments articulaires, arthrites diverses).

Le diagnostic, dans ce cas, doit être fait entre ces différentes affections et les contractures hystéro-traumatiques auxquelles s'ajoute l'élément douleur.

Nous ne signalons que pour mémoire les contractures qui surviennent dans l'ergotisme, dans l'empoisonnement par la strychnine, dans le scorbut et nous arrivons de suite au diagnostic des arthralgies hystéro-traumatiques.

L'arthralgie des hystériques est une névralgie, une hyperesthésie des extrémités des nerfs articulaires qui peut siéger sur différentes jointures et simuler, jusqu'à rendre des plus ardus le diagnostic, une lésion organique grave de l'articulation.

D'une façon générale on pourra différencier les deux maladies :

1° Par la marche de la maladie qui survient après un traumatisme souvent insignifiant, qui se développe dans un temps relativement assez court, et qui se termine par une guérison complète, souvent même assez rapide.

2° *Par la distribution* de la douleur qui atteint souvent la jointure blessée à l'état d'isolement, mais qui frappe dans nombre de circonstances les jointures de la hanche, du genou et du cou-de-pied.

3° *Par une série* de symptômes positifs qui sont : une hyperesthésie cutanée éveillée par le frôlement aussi bien que par les grands mouvements imprimés à la jointure, par les variations d'intensité de cette douleur suivant que l'attention du malade est présente et détournée, qu'il dort ou qu'il veille. Cette hyperesthésie a, comme l'anesthésie dont elle est l'opposé, une disposition segmentaire des plus régulières.

4° Par la résolution complète de la contracture dans le sommeil chloroformique.

5° Enfin par une série de phénomènes objectifs, relatifs à l'attitude et à l'aspect physique du malade atteint.

Nous avons décrit ces attitudes à la symptomatologie, aussi nous n'y reviendrons pas. Nous avons essayé dans les salles de la clinique d'établir la loi qui commande les attitudes des malades dans le cas de coxalgie hystérique, dans le cas de coxalgie vraie ou dans la sciatique invétérée. — Nous n'avons pas eu assez de malades pour affirmer d'une façon positive la façon dont les choses doivent se passer, il y a à faire dans l'étude de l'homme ou des recherches importantes.

En résumé nous trouvons dans le diagnostic des hystéries locales éveillées par le traumatisme des nuances bien délicates. — Nous croyons cependant qu'il est toujours possible d'éviter la confusion d'abord par l'étude attentive et méthodique du symptôme en lui-même; — ensuite par la recherche du terrain sur lequel ce symptôme se produit, c'est-à-dire par la recherche des stigmates.

PATHOGÉNIE

Pour comprendre le mécanisme des accidents dont nous avons fait l'histoire, il faut considérer trois choses:

1° *L'état cérébral* du malade au moment où il reçoit le choc.

2° *L'effet immédiat* du choc.

3° *Les spéculations de l'esprit* après le choc.

Quand nous aurons étudié ces trois points de la question nous arriverons sans peine, croyons-nous, à nous convaincre de ce fait:

Les paralysies et contractures hystéro-traumatiques sont en tout comparables aux paralysies et contractures douloureuses ou non douloureuses produites par suggestion chez les hypnotiques.

Les différences que l'on constate dans le mode de production des unes et des autres sont plus apparentes que réelles. Pour se convaincre de ce que nous avançons il est indispensable de voir ce qu'on peut faire par suggestion, de comparer les faits produits de cette façon avec les faits que la clinique offre chaque jour à notre examen et, de l'identité symptomatique arriver sans heurts et pour ainsi dire sans secousses à l'identité pathogénique.

Il est possible de modifier par suggestion, chez des sujets hypnotisés et même chez des sujets à l'état de veille, l'état de la motilité dans telle partie du corps que l'on voudra. — On peut à volonté produire des paralysies flasques ou des paralysies rigides.

Rappelons de suite le nom des auteurs qui se sont occupés de la question et qui lui ont, depuis quelques années, fait faire de si grands progrès:

Bernheim. De la suggestion dans l'état hypnotique et dans l'état de veille (Paris 1884).

Les leçons de *Russel Reynolds* (1869).

Les faits signalés par *Erb* dans le Ziemsen Handbuch (1878).

La communication de *Bottez* à la Société de biologie, 15 mars 1884.

L'article de MM. *Paul Richer* et *Gilles de la Tourette* (Progrès médical du 29 mars 1884).

Les communications nombreuses de M. Ch. Féré à la Société de biologie dans les trois années qui viennent de s'écouler.

L'article que le même auteur a publié dans la Revue philosophique.

Enfin la leçon de M. le professeur Charcot (7 mars 1884).

Les troubles du mouvement produits par suggestion ont un caractère de constance et de fixité tout à fait remarquable. — La distribution de la paralysie, ses caractères symptomatiques, la marche des accidents, tout semble attester l'existence d'un trouble fonctionnel qui associe dans une action inhibitrice ou dynamogénique commune, un centre moteur, un centre sensitif et un centre vasomoteur ou trophique.

Nous avons hypnotisé plusieurs malades et c'est le résultat toujours le même de nos recherches que nous allons résumer ici.

Notre procédé n'a pas varié; nous avons affirmé à la malade que telle ou telle partie de son corps ne pouvait plus se mouvoir. — Nous avons aidé l'idée d'impotence à s'installer dans le cerveau des malades en immobilisant réellement le membre ou le segment de membre dont nous affirmions la paralysie. — Par ce procédé bien simple nous sommes arrivés à produire une paralysie dont les caractères résumés sont les suivants:

1° Abolition absolue du mouvement.
2° Conservation ou exaltation des réflexes tendineux.
3° Persistance de l'excitabilité électrique.
4° Abolition absolue de la sensibilité,

a = à la douleur.
b = à la température.
c = au contact.
d = au chatouillement.

Abolition de la sensibilité profonde (possibilité de tordre les jointures sans éveiller de douleur).

Abolition absolue du sens musculaire dans toute l'étendue du membre ou du segment de membre paralysé.

Abandonnée à elle-même, cette paralysie n'avait pas de tendance à disparaître: elle persistait avec les caractères qu'elle avait au début après le réveil du sujet.

Voulait-on enlever cette paralysie en se servant de la suggestion, on n'avait qu'à affirmer à la malade de nouveau somnambulisée que son bras était redevenu apte à se mouvoir et tout rentrait dans l'ordre.

Les phénomènes paralytiques ne frappent pas au hasard, ils rayonnent autour des articulations grandes et petites et se limitent de la façon la plus régulière et la plus schématique.

M. Charcot a pu constater chez tous ou presque tous les malades que l'anesthésie présente exactement l'étendue de la portion paralysée.

Paralyse-t-on par suggestion la jointure de l'épaule; l'épaule seule est devenue insensible.

Ajoute-t-on le coude, le poignet, les articulations des phalanges sur les métacarpiens.

Sépare-t-on même les articulations des phalanges sur les phalangines et des phalangines sur les phalangettes, on voit descendre l'anesthésie, on peut ne laisser au malade que le bout des doigts pour se guider.

Quand, par suggestion, on paralyse du sentiment seul un membre, la malade est obligée pour se servir de ce membre (devenu semblable au membre du côté insensible), de le regarder constamment pour exécuter le moindre mouvement.

La paralysie de la sensibilité en effet nous semble toujours avoir pour compagne la perte du sens musculaire.

MM. Richer et Gilles de la Tourette ont étudié la forme de la secousse musculaire par la méthode de Marey, ils ont vu augmenter la secousse dans la période paralytique, puis ils l'ont vue redescendre quand on enlevait la paralysie.

La *paralysie avec contracture* produite par suggestion ne peut disparaître que par suggestion ou par la flagellation des points du crâne qui correspondent aux zones motrices.

La friction des antagonistes qui réussit si bien dans la léthargie n'a aucun effet dans le cas présent.

MM. Féré et Binet (1) ont étudié ce que devenait le côté sain, dans le cas de paralysie d'un bras par exemple, ils ont vu que le côté sain gagnait en force ce que l'autre côté avait perdu. — Ces faits sembleraient venir à l'appui de la théorie de M. Brown Séquard qui prétend que la *cause qui inhibitionne* par suggestion un côté du corps dynamogénise l'autre moitié.

MM. Féré et Binet font remarquer que ces expériences semblent démontrer l'indépendance fonctionnelle et aussi la suppléance des deux moitiés du cerveau ou pour employer leur heureuse expression: *des deux cerveaux*.

Remarquons encore parmi les caractères des paralysies psychiques la tendance à s'étendre aux segments voisins et aussi la tendance à associer des centres limitrophes à l'inhibition.

M. Féré a écrit (2) et nous a fait remarquer à nous-même que la paralysie suggérée du membre supérieur droit s'accompagnait chez presque tous les sujets d'embarras de la parole et de déviation de la langue, phénomène qui affirme d'une façon évidente la propagation de la paralysie du centre moteur du bras au centre moteur du langage son voisin.

1. Magnétisme animal, page 247.
2. Ch. Féré: Les hypnotiques.

Nous n'insistons tellement sur les caractères de ces paralysies psychiques que pour montrer les ressemblances qu'elles ont avec les paralysies hystéro-traumatiques.

Pour peu qu'on veuille s'en donner la peine on verra en comparant les symptômes observés chez les hystéro-traumatiques à ceux que nous a fournis la suggestion, une identité absolue non seulement dans la forme symptomatique mais encore, comme nous allons le prouver, dans la distribution.

Si on veut bien jeter les yeux sur le schéma que nous intercalons ici on pourra constater d'après les hachures la zone d'anesthésie qui va avec la suppression du mouvement d'une jointure déterminée. Que l'on regarde ensuite les dessins accompagnant certaines de nos observations et on verra que la distribution de la zone d'anesthésie, partant la zone *paralysée est absolument la même.*

Nous avons été plus loin, nous avons remarqué que la suppression par suggestion d'un sens supprimait la sensibilité d'*une zone de peau* qui semble faire partie intégrante, à titre de zone de protection, du sens en question.

Notre schéma montre la distribution de l'anesthésie qui va avec la suppression des sens de la vue, de l'ouïe, etc.

La suppression du goût ne nous a pas, à cause de l'anesthésie pharyngée ordinaire des malades, sembler s'accompagner de troubles de la sensibilité des muqueuses.

Remarquons alors ce que la clinique a jusqu'ici réalisé de notre schéma. Rose (obs. 20), Marie B. (obs. 25), Hattemberger (obs. 22), Voussenet (obs. 23) ont réalisé l'hémiplégie sensitivo-motrice. Lelogeais le double gigot crural, puis à la fin de l'année la manchette du poignet.

Porcenska, Mouillet, Caberg, le gigot brachial.

Il nous resterait donc à voir se réaliser la paralysie de l'articulation temporo-maxillaire et la paralysie de l'épaule et du poignet avec conservation des mouvements et du sentiment dans le coude

Peut-être observerons-nous ces faits.

Eh bien, ne nous est-il pas permis maintenant de chercher à expliquer par le même mécanisme des symptômes qui en somme ont tous leurs caractères communs? Il nous semble que nous le pouvons. Dans les uns comme dans les autres il s'agit de suggestion :

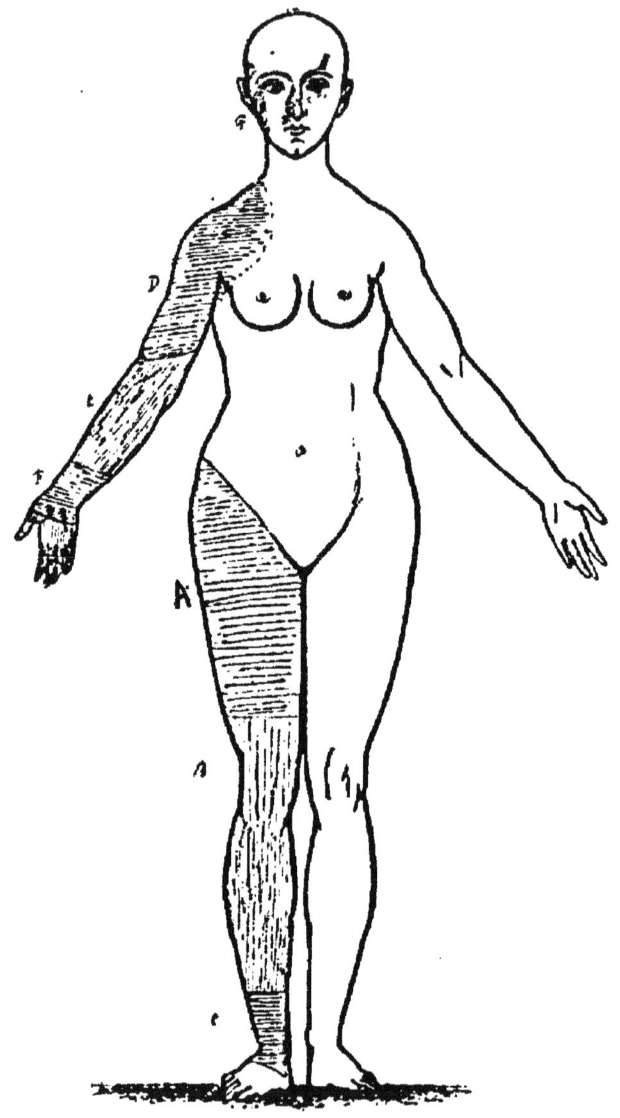

Fig. 9. — Schéma.

En effet, quand nous nous trouvons en présence d'un sujet hypnotisé, nous avons devant nous un sujet dont le cerveau dort pour la majeure partie.

L'attention, la conscience, la volonté font défaut, il en est de même du jugement. Par contre, les facultés imaginatives, la mémoire, la faculté de faire revivre les associations d'idées devenues familières est portée à son summum.

Le cerveau à ce moment, privé de la perception, ne va plus exercer sur les sensations, vraies ou fausses, qu'on va lui suggérer, qu'un contrôle imparfait.

On dit au malade que son bras ne peut plus se remuer, on l'empêche de faire quelques mouvements et l'idée d'impuissance s'installe dans le cerveau et neutralise tout ce que l'habitude avait emmagasiné de connaissances acquises relatives à ce bras.

Eh bien ! il en est absolument de même pour le traumatisé, seulement dans l'espèce c'est le blessé lui-même qui s'impose et qui développe chez lui son idée d'impuissance.

L'idée, disent les philosophes anglais, c'est le commencement du mouvement. D'autres ont dit plus : l'idée c'est le moi s'empêchant lui-même d'exécuter un acte (1).

Voyons comment se fait la paralysie.

Tous ou presque tous les malades atteints par un violent traumatisme ont un moment la sensation d'absence, de disparition du membre traumatisé.

Tout cela fait partie de ce cortège de symptômes qu'on appelle le choc nerveux.

L'impression physique d'engourdissement qui suit le coup fait naître l'idée d'absence du membre. Un meunier qui reçut du quatrième étage sur son bras droit tendu un sac de farine énorme dit qu'il ne « sentait plus son bras, qu'il l'a cherché parmi les sacs ».

Cette idée d'absence du membre surprend le cerveau à un moment où ce cerveau, brusquement privé de la mémoire des faits antérieurs est, au point de vue de la réception, d'une sensibilité extraordinaire. En effet, il résulte des enquêtes auxquelles nous

1. On ne saurait nier que les faits ainsi interprétés confirment la doctrine de l'évolution. L'enfant, en répétant le même mouvement qui met en jeu la mobilité et la sensibilité d'un membre, développe dans son cerveau un sorte de centre fonctionnel qui peut être brusquement frappé d'épuisement à la suite d'une violence atteignant tout d'un coup le membre auquel ce centre commande.

nous sommes livrés que, *presque toujours* il y a, causée par le traumatisme, une amnésie qui peut atteindre des faits déjà assez loin dans le temps. C'est ainsi qu'une femme renversée par les chevaux de M. Charcot oublia son nom, son âge, son adresse et le but de la course qu'elle faisait quand elle a été atteinte par le choc.

Lelog..., avait oublié son adresse et le nom du patron chez qui il travaillait.

OBSERVATION XXIV

PARAPLÉGIE HYSTÉRO-TRAUMATIQUE CONSÉCUTIVE D'UNE CONTUSION DES MEMBRES INFÉRIEURS

Obs. due à l'obligeance de mon frère Henry Berbez

Lelogeais Joseph, garçon de cuisine, 29 ans. Entré à la salle Bouvier n° 6 le 25 mars 1886.

Antécédents héréditaires. — *Père* bien portant 72 ans, ancien gendarme aujourd'hui garde champêtre en Bretagne. N'a pas connu son grand-père paternel.

Mère morte de fièvre typhoïde à 26 ans. Grand-père paternel mort à 84 ans.

Quatre sœurs non nerveuses ; 1 morte à 4 ans
1 morte de la poitrine à Paris.
1 morte de fièvre typhoïde récemment.
1 vivante, 30 ans, en Bretagne.

Une cousine germaine épileptique.

Antécédents personnels. — Parfaitement bien portant jusqu'en décembre 1885. Il avait 6 ans, lors de la mort de sa mère. Son père s'est remarié un an après. Les enfants ont été recueillis et élevés chez une tante, sœur de la mère.

Il est arrivé à Paris, à l'âge de 12 ans, et a été placé comme garçon d'office, puis garçon de cuisine dans de petites maisons d'abord, puis dans de grands restaurants ; il a été à l'école en Bretagne, mais il ne savait pas un mot de français, dit-il, en arrivant à Paris. — Il lit et écrit d'une façon médiocre. — Il a fait ses 28 jours en août dernier, et n'a pu retourner dans la maison où il était garçon de cuisine ; il est entré au service d'une marchande de verdure aux Halles : il vendait à la halle le matin ; l'après-midi, il allait à Saint-Cloud avec une charrette à bras, chercher les marchandises qu'il vendait le matin.

C'est pendant un de ces voyages que lui est arrivé un accident qu'il raconte de la façon suivante :

Le 21 décembre, dans l'après-midi, il revenait de Saint-Cloud, avec sa voiture à bras à laquelle le rattachait une bricole. Le fils de la patronne poussait par derrière. Arrivé sur le cours la Reine, au niveau du pont des Invalides, il vit arriver une voiture de blanchisseur qui venait sur lui à fond de train. Il n'aurait pu se garer à cause d'un tramway qui venait en sens inverse et derrière lequel avait débouché la voiture de blanchissage. Alors il se serait mis à crier et aurait détaché l'anneau qui rattachait la bricole à la voiture à bras, dans le but de se sauver, mais il n'en eut pas le temps. Le cheval donna de la tête contre sa poitrine et le fit tomber à la renverse. Il a perdu connaissance à ce moment et une roue de la voiture du blanchisseur lui aurait passé en travers du corps, au niveau de la racine des membres inférieurs. De là, il aurait été transporté chez un pharmacien, puis à l'hôpital Beaujon.

Or, il résulte d'une enquête minutieuse, faite auprès des témoins de l'accident, que ce récit fourni par le malade n'est pas conforme à la réalité des faits ; de plus, d'après les renseignements donnés par les personnes qui ont vu le malade à l'hôpital Beaujon, lorsque le malade revint à lui le lendemain, à l'hôpital, il avait perdu complètement le souvenir des circonstances de l'accident, et se refusait même à croire qu'il en avait été la victime, lorsqu'on le lui raconta pour la première fois.

Voici en réalité comment les choses s'étaient passées : La voiture du blanchisseur avait en effet débouché derrière un tramway venant en sens inverse de la voiture à bras de Lelogeais et ce dernier avait été pris entre le trottoir et la voiture du blanchisseur, mais cette dernière accrocha le paquet qui fut jeté de côté. Lelogeais pris par les brancards a été violemment projeté contre le rebord du trottoir, blessé au niveau de la hanche, et a immédiatement perdu connaissance. Mais la voiture ne lui a aucunement passé sur le corps; elle était chargée de gros ballots de linge et aurait certainement dans ce cas amené des lésions graves, tandis qu'on ne trouve chez Lelogeais qu'une ecchymose insignifiante, à la hanche droite.

Transporté à l'hôpital Beaujon, il est resté sans connaissance pendant deux jours ; on lui a mis des sangsues derrière les oreilles, des sinapismes, de la glace. — Pas de lésions apparentes de la tête. Quand il est revenu à lui il avait des douleurs vives dans la tête et les reins, au niveau de la hanche et de l'aine droites, une large ecchymose. Puis il s'est bientôt remis à marcher, a demandé son exeat et est sorti de l'hôpital après cinq ou six jours, marchant avec une certaine difficulté et un peu voûté, mais sans véritable paralysie des jambes.

Quelque temps après, il était chez lui toujours souffrant, quand il fut pris d'une épistaxis considérable, il a rendu une demi-cuvette de sang. Le lendemain il était chez un ami, rue Saint-Séverin, où il était allé pour passer le temps, dit-il.

Il éprouvait du malaise, n'avait rien mangé au repas. L'après-midi, il sentit qu'il allait se trouver mal, il éprouvait une sensation de boule qui lui remontait vers le larynx, puis il s'assit sur une chaise et perdit connaissance. Les jambes étaient bien libres ce jour-là. Il était même descendu dans la cour pour chercher un seau d'eau, qu'il n'avait pu, du reste, remonter sans l'aide de ses amis. Comme il ne revenait pas à lui ces derniers le transportèrent à l'Hôtel-Dieu, où il ne reprit connaissance que quatre ou cinq jours après. Il était complètement muet, ne pouvait prononcer une parole ni proférer un son. — De plus il avait des maux de tête continuels, les jambes étaient très faibles et le devenaient davantage de jour en jour, et il avait des épistaxis d'une façon continue, tous les jours on lui mettait des alèzes autour de la tête, on lui faisait des tamponnements au perchlorure de fer. La parole était revenue au bout de douze jours, mais les saignements de nez ne se sont arrêtés qu'après deux mois et demi, huit jours à peu près, avant son entrée à la Salpêtrière. — Un nouveau fait à noter s'est présenté à partir de ce moment. Le malade a des cauchemars qui reviennent souvent, il rêve de son accident et ce rêve se présente toujours avec les mêmes détails. — Il voit la voiture du blanchisseur venir sur lui, la tête du cheval vient le frapper sur la poitrine, il est renversé, il sent la voiture lui passer sur le corps et se réveille en sursaut. Ici même ses voisins l'ont entendu souvent crier en rêvant, la nuit : « Ne fouettez pas le cheval ! » ou bien « Il va de nouveau m'écraser ! »

Le malade ne faisant pas la distinction entre les éléments qui lui sont fournis par ces rêves et les détails des récits qu'il a entendu faire aux témoins de l'accident, a fini par bâtir un petit roman qu'il nous sert et qu'il croit de bonne foi correspondre à la réalité des faits : c'est le récit qu'il nous a fait le premier jour et qui est reproduit plus haut.

État actuel.

Homme de taille moyenne — Sauf son état d'affaissement actuel ; semble bien constitué, bien musclé. Cependant il dit avoir bien maigri depuis trois mois. Ses habits sont devenus trop grands pour lui. Intelligence médiocre, culture rudimentaire. Il est presque constamment de mauvaise humeur, accueille assez mal les personnes qui l'interrogent, un peu de surdité. — La mémoire est très affaiblie. — L'amnésie concerne non seulement les circonstances de l'accident, mais semble porter plus loin (Amnésie rétrograde). Il a oublié le nom et l'adresse de la marchande chez qui il était occupé, et des divers patrons qu'il a eus à Paris.

La peau est en moiteur, les mains et les membres inférieurs surtout sont couverts de sueur.

Reste dans le décubitus dorsal — Grande faiblesse générale, temp. 37, — Pouls irrégulier — Rien au cœur ni au poumon.

Membres inférieurs. — La sensibilité à la piqûre et au froid est abolie dans toute l'étendue des membres inférieurs, sauf la face plantaire des pieds.

L'anesthésie est limitée en haut par une ligne qui part d'au-dessus du pubis, suit le pli de l'aine, contourne la hanche à cinq ou six centimètres au-dessous du sommet de la crête iliaque, puis s'incurve à la partie postérieure en rejoignant la ligne d'insertion interne du grand fessier, pour se réunir à la ligne du côté opposé au niveau du coccyx.

Les organes génitaux ne sont pas compris dans la zone d'anesthésie — la peau du scrotum et de la verge a gardé sa sensibilité, mais amoindrie; la pression des testicules est également perçue. — La sensibilité profonde et le sens musculaire sont complètement abolis dans les deux membres inférieurs. — Lorsque le malade a les yeux bandés, il n'a aucune notion de la position occupée par ses membres inférieurs et de leur déplacement, la flexion forcée de tous les segments du membre, l'extension, la torsion dans tous les sens, la traction exercée sur les divers segments ne sont pas perçues, même aux orteils.

Les mouvements sont à peu près abolis dans les membres inférieurs.

Cependant ce n'est pas une paralysie flasque inerte. — Il ne peut pas fléchir la cuisse sur le bassin, ni soulever la jambe de façon à détacher le talon du lit, mais on voit qu'il esquisse le mouvement, ses muscles se contractent. — Dans les orteils il y a des mouvements faibles de flexion, d'extension, de latéralité. — Lorsqu'il veut plier les genoux, il prend ses cuisses à deux mains et les met dans la flexion. — On essaye de le faire lever — Il se tient à peu près debout à pieds joints soutenu des deux côtés. Il tomberait si on le lâchait.

Il semble ne pas pouvoir détacher un pied de l'autre pour se porter en avant. — Ses cuisses sont lourdes, dit-il, comme s'il avait des poids à leur place.

La résistance aux mouvements passifs est absolument nulle. Il ne peut maintenir la cuisse fléchie sur le bassin ni la jambe sur la cuisse quand on s'y oppose.

Les réflexes rotuliens sont très affaiblis, mais existent des deux côtés On obtient aussi une contraction du droit antérieur de la cuisse en percutant la plante du pied, à droite seulement.

Tête. — Sur toute l'étendue du cuir chevelu, il y a une zone d'hyperesthésie très accentuée ; la pression la plus légère est douloureuse. — Une céphalalgie continue, diffuse, occupe la même région.

A la face, la bouche est légèrement entr'ouverte à gauche : la commissure gauche est un peu plus haute que la droite. On pouvait penser d'abord à une hémiplégie faciale droite. Mais on s'aperçut qu'il y avait au niveau de la commissure gauche un petit mouvement correctif de la lèvre supérieure, un spasme revenant toutes les dix secondes et quelquefois plus souvent, toutes les trois ou quatre secondes, par accès.

Dans le reste du corps la sensibilité est conservée à droite et à gauche.

Les membres supérieurs sont faibles, mais tous les mouvements sont possibles

Force dynamométrique	
Yeux fermés	356, — 30 D.
Yeux ouverts	40 — 35 G.

Léger tremblement des doigts et des membres supérieurs, très sensible quand le malade étend le bras en avant. La tête aussi est agitée d'un tremblement lorsque le malade se porte en avant, pour boire par exemple.

Vue. — Rétrécissement très marqué du champ visuel des deux côtés plus prononcé à droite. — Cornée insensible au toucher.

Ouïe.— Bourdonnements d'oreilles.

L'ouïe est diminuée depuis l'accident ; il n'entend parler que lorsqu'on est tout près de lui. — Les deux oreilles sont également atteintes de cette légère surdité.

Le tympan est resté sensible des deux côtés.

Odorat.— Ne sent pas du tout de la narine droite,un peu de la gauche. — Au toucher la pituitaire est plus sensible à gauche qu'à droite.

Goût.—Le sulfate de quinine et l'aloès ne lui produisent aucun effet— Il dit que ce n'est que depuis l'accident qu'il n'éprouve plus aucun plaisir à boire un verre de vin.

Le voile du palais et le pharynx sont absolument insensibles, on peut promener le doigt sur l'épiglotte sans amener de réaction.

Dimanche 28 mars. — Vers huit heures du soir, il était dans son lit lorsqu'il fut pris d'une hémorrhagie nasale qui a duré un quart d'heure. — En même temps il est devenu bleu, sa respiration était précipitée, le pouls fréquent ; pris d'une angoisse extrême il se cramponnait aux gens du service comme s'il allait suffoquer. — Cela a duré un quart d'heure, il s'est calmé — mais il était de nouveau absolument muet. Il indique par ses gestes qu'il a éprouvé une sorte de constriction au niveau du larynx. — La parole est revenue brusquement quelques jours après.

Ces attaques de dyspnée se sont reproduites fréquemment depuis. Elles commencent par une aura très nette qui part de l'aine droite ou gauche pour remonter vers l'épigastre et le larynx « qui est bouché, dit-il. » Battements de cœur, sifflements d'oreilles, battements au niveau des tempes, puis dyspnée sans perte de connaissance.

Les hémorrhagies nasales reviennent souvent. Le 6 avril, dans la nuit, il a rendu du sang par l'anus ; dans le lit on trouvait une mare de sérosité rose vif mêlée aux matières fécales (cette hémorrhagie a duré vingt-quatre heures).

12 *juin*. — La ligne d'anesthésie est remontée jusqu'au-dessus de la ceinture ; elle embrasse circulairement le tronc à la partie inférieure du thorax. A la fin de décembre le malade se mord le dos de la main dans une attaque, ecchymoses légères. Paralysie en manchette de l'avant-bras (sensibilité et mouvement). Cette paralysie monte jusqu'au coude. — Disparition subite de la paralysie le 3 janvier au réveil.

Le boucher Dum... (obs. 8) raconte qu'il n'a pas complètement perdu connaissance, mais il reconnait qu'il fut comme étourdi et que pendant quelques instants il ne sut pas au juste où il se trouvait ni ce qui s'était passé.

Il est assez probable que le choc nerveux éprouvé par le malade a été assez profond, car aujourd'hui encore il paraît exister chez notre sujet un certain degré d'amnésie portant principalement sur les choses qui sont relatives à l'accident ; il ne sait indiquer exactement la date de l'accident ; de plus quand on lui demande de désigner le lieu où il habite actuellement, il hésite, mais presque aussitôt tire de sa poche un papier où son adresse est inscrite et nous nous sommes assuré que le renseignement était exact.

Remarquons que ce choc nerveux est déjà bien connu : M. Billroth raconte que, s'étant donné par mégarde un coup sur le dos de la main, celle-ci devint insensible, en même temps que le mouvement volontaire se supprimait dans les doigts pendant plusieurs minutes.

M. Gussenbauer relate des faits semblables.

Cet ensemble de phénomènes a reçu des noms différents. Fischer l'appelle localen shok, Grœningen l'appelle choc périphérique.

M. Charcot, à propos des résultats de ce choc nerveux, fait remarquer que ces troubles sensitifs et moteurs produits sur les membres par la contusion n'appartiennent pas, tant s'en faut, en propre à l'hystérie. On les retrouve en dehors de l'hystérie à peu près nécessairement chez un individu quelconque à la suite d'une contusion, pour peu que celle-ci ait une intensité notable.

C'est ainsi, que sous l'influence du choc produit, par exemple, sur l'avant-bras par la pénétration d'une balle de fusil,le membre tout entier se montre parésié et insensible pendant une période de temps plus ou moins longue.

Remarquons que, chez un sujet traumatisé, on peut voir se produire petit à petit tous les symptômes de l'hystérie confirmée, attaques comprises. Le traumatisme a créé la névrose qui s'est développée dans la suite.

Il n'y a aucune ressemblance entre le shok nerveux et la *stupeur locale* de M. Verneuil.

Celle-ci consécutive aux grandes contusions est due à la suspension de la circulation, de la calorification et de l'innervation dans le membre qui a été atteint.

Dans ces cas-là il y a toujours menace de sphacèle.

Voilà donc un traumatisme qui surprend pour ainsi dire au dépourvu un cerveau devenu une table rase. Son importance pour le sujet qui en est atteint est énorme, hors de proportion avec l'effet réellement produit.

On pourrait représenter les faits qui se produisent par le schéma ordinaire des réflexes. Seulement au centre de réflexion semble placé un multiplicateur qui rend l'effet produit hors de proportion avec la cause productrice.

En l'absence de renseignements positifs le malade se fait sa légende. Celle de Lelog... est bien curieuse, il a été écrasé, il a eu les jambes coupées, brisées, il rêve qu'il est paralysé, de l'idée à la chose il n'y a qu'un pas et ce cerveau affaibli franchit ce pas et réalise sa paralysie.

Les Anglais ont bien étudié ce choc nerveux. Page (1) citant

1. Injuries of the spine and spinal cord (loc. citat.).

plusieurs auteurs, insiste sur la frayeur, sur l'angoisse, qu'éprouve une victime d'accident de chemin de fer quand la collision a lieu la nuit, sous un tunnel, dans un cadre bien fait pour émotionner les plus braves. — Pour les chirurgiens anglais le choc nerveux peut causer même la mort en l'absence de tout traumatisme. — Il s'agit donc là d'une suggestion, pour mieux dire d'une auto-suggestion. Il nous semble qu'on pourrait résumer les faits dans cette formule :

Le traumatisme, quel qu'il soit, atteint un cerveau à perception troublée, ce cerveau spécule sur le traumatisme cause de l'idée d'impuissance, accepte sans contrôle la suggestion de disparition du membre atteint et supprime plus ou moins brusquement toutes les notions qu'il possède relativement à ce membre.

Est-il possible d'expliquer les paralysies avec contractures comme nous avons tenté d'expliquer les paralysies flasques? — Le mécanisme est-il le même?

Avant toutes choses nous définirons avec M. Richer (Mémoire inédit sur les paralysies et les contractures hystériques. Acad. de méd. Prix Civrieux 1883) la contracture hystérique de la façon suivante :

Impuissance motivée s'accompagnant d'un état de rigidité persistante et involontaire du muscle sans modification notable des réactions électriques et sans altération de texture de la fibre musculaire elle-même.

Cette manifestation hystérique éveillée par le traumatisme a, avec la paralysie flasque, des ressemblances et des différences qu'il était important de mettre en lumière. C'est ce que nous avons fait dans notre étude des symptômes de l'une et de l'autre. — Pour nous, toute la pathogénie des paralysies rigides réside dans cet état d'excitabilité particulière de la moelle que nous avons, avec M. Charcot, appelée *diathèse de contracture*.

Un sujet peut se comporter différemment devant le traumatisme; tantôt il se paralysera et le membre paralysé sera flasque ; tantôt il se contracturera.

La contracture cependant se produit d'une façon différente suivant les différents cas :

Tantôt la contracture se produit par des exaltations profondes, tantôt elle survient à la suite d'excitations superficielles.

Une fois produit, le symptôme est le même, qu'il ait été causé par une fracture ou une contusion profonde (obs. Dum, 8), ou bien qu'il ait suivi une brûlure de la peau (obs. du forgeron).

Est-il possible de trouver dans l'expérimentation hypnotique la cause de cette différence dans le point de départ des accidents? M. Charcot a établi sur des bases solides la division des phénomènes hypnotiques en trois classes répondant à trois périodes déterminées: la léthargie, la catalepsie, le somnambulisme.

Dans deux de ces phases seulement la contracture peut être artificiellement provoquée, à savoir dans la léthargie et dans le somnambulisme.

Cette contracture se produit d'une manière tout à fait différente dans les deux cas.

Dans la léthargie, alors que le cerveau dort et que la moelle et le bulbe seuls veillent, on ne peut produire la contracture qu'à l'aide d'excitations profondes : massage des muscles, percussion des tendons, électricité, diapason, application de la bande de caoutchouc. Cette contracture une fois produite ne peut être enlevée qu'en se servant des moyens qui lui ont donné naissance, c'est-à-dire en appliquant aux muscles antagonistes les excitations citées plus haut.

Dans la léthargie l'intensité de la contracture est en raison directe de l'intensité de l'excitant.

Nous appelons cette contracture *contracture léthargique* ou spinale.

Dans le somnambulisme il est impossible de produire la contracture par les excitations profondes ; au contraire le frôlement de la peau, le souffle seul suffit à provoquer une rigidité musculaire en tout comparable à la précédente.

Pour enlever cette contracture il faut employer les mêmes moyens que pour la produire, c'est-à-dire frôler la peau qui recouvre les muscles antagonistes ou souffler sur elle.

Les excitations profondes n'arrivent à rien.

Cette seconde variété de contracture, à point de départ cutané, produite au moment où le cerveau a un rôle aussi actif qu'il peut l'avoir dans l'hypnotisme, a été appelée pour ce fait : *Contracture somnambulique* ou cérébrale.

Il est donc possible dans l'hypnotisme et aussi, comme nous verrons plus loin dans les cas que nous offre la clinique, de distinguer une contracture spinale et une contracture cérébrale.

Les différences de ces deux sortes de contractures sont :

1° Que la contracture somnambulique ou cérébrale amène des attitudes bizarres, tourmentées, pour ainsi dire paradoxales, tandis que l'autre produit presque toujours des flexions des membres.

2° Que la contracture cérébrale n'est jamais aussi intense, qu'elle présente des exacerbations et des rémissions suivant que le sujet pense ou ne pense pas à son mal, suivant qu'on essaie de vaincre la rigidité ou qu'on la laisse en repos.

3° Que la contracture cérébrale disparait dans le sommeil.

4° Qu'elle s'accompagne moins souvent de troubles de la sensibilité.

5° Que les agents esthésiogènes ont peu d'action sur elle.

6° Enfin la diathèse de contracture qui précède ou prépare la contracture cérébrale ressemble à la contracturabilité somnambulique (excitabilité cutanée), tandis que l'autre ressemble à la contracturabilité léthargique (excitabilité profonde).

Si nous voulions essayer une interprétation physiologique de ces deux états si différents, nous dirions que dans les deux cas il y a excitabilité exagérée de la moelle. — Seulement dans la contracture léthargique l'excitation partie des muscles, des nerfs, des parties profondes enfin, va à la moelle qu'elle actionne directement sans passer par le cerveau.

Dans la contracture somnambulique au contraire l'excitation part de la peau, se rend au sensorium et descend ensuite exciter les cellules antérieures de la moelle commandant aux muscles sous-jacents à la zone de peau excitée.

Cela posé, nous n'avons plus qu'à apporter nos observations et à montrer que le traumatisme produit tantôt des contractures à point de départ cutané et à caractère somnambulique, tantôt des contractures à point de départ profond et à caractères léthargiques.

Le malheur est que les cas aussi tranchés que ceux auxquels nous avons eu recours pour établir notre classification ne sont pas fréquents et qu'il s'agit le plus souvent de cas que nous appellerions cas mixtes dans lesquels les caractéres léthargiques se mêlent plus ou moins aux caractères somnambuliques.

MARCHE ET PRONOSTIC

Les accidents hystéro-traumatiques abandonnés à eux-mêmes peuvent persister longtemps ou guérir plus ou moins rapidement. Il n'y a pas à cela de règle absolue. Quelquefois c'est une émotion vive, la crainte, la frayeur, ou un sentiment de colère (Por, obs. II) qui détermine la guérison.

Le plus souvent la maladie dure longtemps, des mois et des années. Roz... est paralysé depuis six ans, Mouillet depuis treize ou quatorze mois, il semble inaccessible à tous les moyens de traitement. M. Charcot a coutume de dire que : cette idée d'impotence, née en dehors du contrôle de la conscience, s'implante à la façon d'un parasite et n'est plus expulsée facilement. Cela est vrai surtout pour les paralysies flasques. Les paralysies rigides à cause des troubles trophiques qu'elles entraînent plus souvent que les premières ont un pronostic un peu plus grave. Mais s'il est impossible de prévoir le moment précis où la guérison se produira, on peut presque à coup sûr affirmer la possibilité de la guérison.

L'avenir d'un malade atteint d'une coxalgie ou d'une paralysie hystéro-traumatique n'est donc pas aussi sombre que celui d'un malade atteint d'une affection organique. Nous savons que la paralysie flasque arrive assez vite, dans la majorité des cas du moins, à un certain degré d'atrophie qu'elle ne dépasse pas. Elle peut alors rester dans cet état conservant son caractère flasque pendant plusieurs années, mais pouvant spontanément ou sous l'influence d'un traumatisme quelconque se transformer en paralysie rigide.

Le boucher Dum... a commencé par être paralysé de l'avant-bras et de la main, ce n'est qu'après l'application du bandage plâtré que sa paralysie flasque est devenue une paralysie avec contracture. La diathèse de cette contracture expliquait surabondamment cette transformation.

Une contracture peut aussi devenir une paralysie flasque, ou tout au moins être suivie pendant plusieurs mois d'un certain degré d'asthénie musculaire.

Les unes et les autres sont sujettes à retour, après les guérisons les plus complètes, sous l'influence d'un traumatisme ou même spontanément. La terminaison fatale n'a jamais été constatée en pareil cas.

Quant à la guérison, elle se fait toujours assez vite. Cab... (obs. I) a été guéri en quelques séances de massage et de flagellation du crâne. Porcenska ... (obs. II) a été guéri tout d'un coup quand l'indignation l'a poussé à donner un soufflet à un partner de mauvaise foi.

D'ordinaire la plus grande partie du mouvement revient tout d'un coup. La sensibilité continue à être abolie, puis le mouvementre vient, moins fort qu'il n'était auparavant, mais encore suffisant. Enfin on peut dire qu'un malade est guéri quand il n'a plus aucun trouble de la sensibilité ou du mouvement, quand il n'a plus de stigmates hystériques, et surtout quand il ne présente plus à aucun degré la diathèse de contracture.

La longue durée d'une contracture a des inconvénients plus grands que la longue durée d'une paralysie flasque. Quoi qu'on dise de l'innocuité de ces paralysies rigides, il est possible que le muscle s'altère, et qu'il se produise dans les parties fibreuses voisines des muscles des rétractions et des brides qui amènent des déformations incurables.

Nous verrons au traitement que la chirurgie peut intervenir en pareil cas.

On reconnait que cette fâcheuse éventualité se produit en chloroformant les malades et en constatant que dans le sommeil anesthésique le plus profond les déformations persistent alors que toute contracture a disparu.

Ce n'est pas la règle, il y a là une question de susceptibilité individuelle et M. Charcot se demandait si ce n'était pas seulement les malades de souche arthritique chez lesquels se produisent des faits de ce genre. Pour ce qui est des arthralgies on les voit presque toujours disparaître tout d'un coup. Berg... guérit par suggestion.

L'hystérique à crises de léthargie, qui eut dans le service une coxalgie légère, guérit en quelques jours. Dès que la douleur devient supportable la contracture cesse et tous les symptômes disparaissent avec elle.

Le pronostic général des accidents hystéro-traumatiques, sans être trop sombre, doit donc toujours être réservé. Il est impossible en pareil cas de se prononcer d'une façon absolue.

Une des malades dont l'observation suit devint folle et dut être transférée dans une des sections d'aliénées de la maison.

OBSERVATION XXV

HÉMIPLÉGIE ET HÉMIANESTHÉSIE HYSTÉRO-TRAUMATIQUES

Traumatisme de la partie latérale gauche de la face et de l'épaule droite. — Hémiplégie incomplète du côté droit. Hémianesthésie. — Transposition de l'anesthésie au côté gauche de la face.

Crises convulsives. Aliénation mentale.

La nommée Bon..., âgée de 36 ans, entrée salle Rayer, n° 12, en mai 1886, passée aux aliénées en juin.

Pas d'antécédents héréditaires.

Jamais de maladie grave. Aucune diathèse. *En mai* 1881 la malade était allée faire la rentrée des foins chez un de ses frères qui habite la campagne ; elle fut renversée par un cheval qui se jeta sur elle revêtu de son harnais.

Elle vit venir le cheval sur elle, fit tout ce qu'elle put pour se garer mais s'y prit trop tard, la tête du cheval l'atteignit sur le côté gauche de la tête: le collier de l'animal la frappa au côté droit de l'épaule ; elle perdit connaissance et resta par terre pendant un temps qu'il est difficile d'évaluer. Au bout d'une demi-heure peut-être, elle revint à elle et put faire à pied un long trajet de 1 500 mètres pour rentrer chez son frère.

A partir de ce moment, elle prit le lit, rêva toutes les nuits que le cheval l'écrasait. *Au bout de sept à huit jours* son côté droit s'engourdit et perdit de sa force. En trois semaines l'hémiplégie motrice et sensitive fut complète ; elle dura trois mois. Ensuite le mouvement commença à revenir, mais jamais d'une façon parfaite.

Au bout d'un an il survint des maux de tête très pénibles ; la malade restait enfermée dans l'obscurité et geignait perpétuellement ; elle vint habiter avec son frère qui a une position à l'Elysée et s'ingénia à lui rendre la vie désagréable. Au bout de deux ans elle le quitta et alla demeurer chez une de ses cousines, bouchère, rue Grange-Batelière et là mena une vie assez dure.

Toute la journée elle servait les clients, nettoyait la boutique, dégraissait les viandes, soignait les enfants. — Elle se décida à entrer à la Salpêtrière où nous la primes à l'infirmerie générale.

Nous avons pu constater alors une hémiplégie motrice assez accentuée du côté droit. La malade trainait sa jambe droite dont les réflexes tendineux étaient très forts ; même chose pour le bras.

La force dynamométrique de la main est de 45° à gauche et de 15° à droite.

Il y a un *léger degré d'atrophie de tout le côté droit.*

Hémianesthésie droite.

Rétrécissement considérable du champ visuel.

Amblyopie énorme de l'œil gauche.

Photophobie. La malade reste des semaines entières sans ôter un voile qu'elle porte sur la tête.

Attaques irrégulières dans lesquelles le côté gauche seul s'agite. La malade pousse des cris aigus, ne se mord pas la langue; n'urine pas sous elle. Pas d'ovarie.

Un jour la malade, qui voulait s'en aller, causait seule, voyait la nuit des gens qui faisaient courir des chevaux sur elle, tentait de se suicider. Ne voulant pas engager notre responsabilité nous la fîmes passer aux aliénées.

Cette observation de terminaison d'une hystérie acquise par aliénation mentale est la seule que nous ayons observée nous-même.

TRAITEMENT

Pour ce qui est du traitement des accidents hystéro-traumatiques nous dirons qu'il faut avant tout « savoir ne rien faire ». Pas d'appareils contentifs, Pas de redressements intempestifs avec ou sans chloroforme, des contractures douloureuses ou non (redress. forcé). En irritant par des violences profondes ou même superficielles (révulsifs de toute nature) la peau, qui, nous l'avons vu, peut être à elle seule le point de départ d'une contracture on n'arrive souvent qu'à rendre incurable le mal qu'on pouvait guérir. Il faut donc agir sur l'état général du sujet plus que sur le symptôme local qui l'amène à notre consultation.

L'hydrothérapie pratiquée régulièrement : une douche méthodique de vingt à trente secondes, dans laquelle on évite la tête, et donnée en jet brisé. L'électricité statique pendant quinze à vingt minutes avec deux ou trois séances par semaine. L'isolement ou tout au moins le changement de vie complet imposé au malade. Tels sont les moyens auxquels on aura recours.

Ajoutons à ces conseils thérapeutiques des moyens curatifs plus directs consistant en massage et en aimantations localisées.

Notre ancien collègue et ami Gauthiez nous a enseigné un procédé très simple pour faire disparaître très rapidement une monoplégie : son procédé consiste à flageller les zones motrices du crâne correspondant au membre paralysé avec le bord cubital de la main dont les doigts sont tenus écartés.

Ces manœuvres, très efficaces puisqu'elles amènent rapidement la disparition des accidents, ont l'inconvénient de produire une céphalalgie très pénible.

Quand la paralysie sensitive subsiste seule on peut masser le bras qui sent et au bout de quelques minutes ce bras devient anesthésique. — Le massage dans le cas présent a amené un véritable transfert.

Les transferts se succèdent avec une rapidité inouïe deux ou trois fois, dix fois à la minute et au bout d'un quart d'heure de ce travail on a la satisfaction de voir revenir intacte la sensibilité dans tout le corps.

Tout d'abord l'insensibilité reparait au bout d'un temps plus ou moins long, une heure, deux heures. Enfin le malade est définitivement débarrassé ; le massage des antagonistes doit toujours être fait avec les plus grandes précautions.

Il a chance de réussir quand la contracture est jeune. Il faut, suivant l'heureuse expression de M. Charcot, prendre le phénomène pour ainsi dire « à l'état naissant » et ne pas laisser traîner les choses en longueur. Une contracture hystéro-traumatique qui s'est produite récemment a beaucoup de chances de disparaître à la suite d'un massage méthodique. Plus tard il en est de ces contractures comme de celles qui sont produites par l'excitation de la peau ou des parties profondes ou encore par la suggestion : jeunes elles disparaissent, plus âgées elles peuvent devenir de véritables infirmités.

S'il se produit des déformations par rétractions fibreuses alors que la contracture proprement dite est guérie, le chirurgien pourra intervenir en coupant les brides. Il libérera de cette façon les jointures maintenues dans des attitudes vicieuses et guérira ce reliquat de l'hystérie comme M. Terrillon a déjà guéri les reliquats de paralysie alcoolique ou de pachyméningite.

Nous ne saurions passer sous silence une découverte qui fait le plus grand honneur à l'école de la Salpêtrière en général et à M. Babinski en particulier. Nous voulons parler du transfert. Pour tout ce qui regarde le manuel opératoire nous renvoyons aux articles publiés à la Société de biologie, à la Société psycho-physiologique et dans le *Progrès médical*. Disons seulement que grâce à son procédé M. Babinski a pu enlever non seulement des mutismes et des manifestations provoquées de l'hystérie, mais encore améliorer sensiblement, sinon guérir complètement plusieurs hystéro-traumatiques parmi lesquels M... le terrassier dont l'observation suit.

Dans toutes les affections psychiques le transfert nous semble appelé à rendre les mêmes services.

OBSERVATION XXVI

MONOPLÉGIE DU MEMBRE SUPÉRIEUR APRÈS UN TAMPONNEMENT

Mouillet François, âgé de 29 ans, homme de peine au chemin de fer, entré le 1er mars 1886.

Antécédents héréditaires. — Aucun des membres de sa famille qu'il connait (père, mère, trois sœurs, tantes, oncles) ne présente de phénomènes nerveux.

Antécédents personnels. — N'a jamais eu d'affection sérieuse. N'est ni syphilitique ni alcoolique.

Le 1er décembre 1885, le malade travaillant comme homme de peine dans une gare a, dans une manœuvre, l'épaule droite prise entre les tampons d'un wagon et d'une locomotive ; la région sous-claviculaire jusqu'au mamelon et le bras droit auraient été aussi comprimés. Les ouvriers présents s'apercevant de l'accident firent signe au mécanicien qui aussitôt fit reculer la locomotive et l'éloigna ainsi du wagon, mais le patient tomba à terre immédiatement après qu'il cessa d'être pressé entre les deux tampons, et il resta ainsi vingt minutes sans connaissance. Lorsqu'il revint à lui après ce laps de temps il sentait, dit-il, sa respiration très gênée, il était très oppressé, il lui semblait en même temps qu'il n'avait plus son membre supérieur droit et il avait en place la sensation d'un corps très lourd qu'on aurait appendu au côté droit du tronc ; dès son réveil il s'est aperçu qu'il lui était impossible de mouvoir l'épaule, le bras, l'avant-bras et la main ; les mouvements des doigts seuls étaient possibles ; à ce moment aussi la région comprimée n'était pas du tout tuméfiée : le malade prétend même qu'elle était aplatie ; mais cet aplatissement n'a pas été constaté par un médecin ni par les assistants ; c'est lui-même qui, en portant la main gauche sur l'épaule droite, s'est figuré que son épaule était aplatie. Il fut aussi impossible au malade de se lever après son réveil, et il fut transporté immédiatement à Lariboisière dans un service de chirurgie dirigé à ce moment par M. Brun, chirurgien du bureau central. Il arriva à l'hôpital à huit heures du soir et le lendemain à la visite il fut examiné par M. Brun.

A ce moment l'épaule était déjà un peu enflée, il y avait à droite une ecchymose occupant la région de l'épaule, la région sous-claviculaire et une partie de la face ; la sensibilité à la piqûre au membre supérieur était complètement abolie, mais le malade éprouva des douleurs lorsqu'on fit sur son membre des tractions assez fortes pour voir s'il y avait fracture ou luxation ; la motilité du membre supérieur était comme au début abolie ; les doigts seuls pouvaient se mouvoir un peu ; la motilité des doigts persista encore deux jours, puis disparut à son tour. Le bras fut mis en écharpe, le lendemain le gonflement devint encore plus considérable et dura environ huit jours. Pendant les treize premiers jours le malade se sentait un peu étourdi, en même temps les membres inférieurs étaient assez affaiblis ; le malade essaya de se lever le huitième jour ; mais il lui fut impossible de se tenir debout ; le membre supérieur gauche était aussi affaibli et le malade ne s'en servait qu'avec difficulté.

Le malade, au bout de treize jours, put se lever, le membre supérieur droit seul restait paralysé, et d'après ce que dit le malade, il était dans la situation dans laquelle il se trouve actuellement. — On l'électrisa, sans succès, et M. Brun supposant une paralysie hystéro-traumatique l'envoya à l'Hôtel-Dieu dans le service de M. Merklen, médecin du bureau central, qui confirma le diagnostic de M. Brun ; et, qui après avoir gardé le malade quelque temps dans son service, eut l'amabilité de l'envoyer à la Salpêtrière et de nous remettre l'observation qui avait été prise par son interne.

Voici dans quel état se présentait le malade le jour de son entrée à l'Hôtel-Dieu, le 13 janvier 1886.

Le malade est un homme vigoureux, bien musclé, ayant toute sa présence d'esprit, mais paraissant au-dessous de la moyenne.

Le membre supérieur droit pend flasque et inerte le long du corps ; l'épaule est abaissée. A la mensuration on trouve qu'à 18 centimètres au-dessus de l'apophyse coracoïde la circonférence du bras est de 31 centimètres à gauche, et de 30 centimètres à droite ; à l'avant-bras, à 16 centimètres au-dessous de l'épicondyle on trouve 24 centimètres 1/2 à gauche et 23 centimètres 1/2 à droite. — Les muscles se contractent très bien au moyen des courants induits.

La sensibilité au tact, à la douleur, à la température est complètement abolie, dans les mêmes limites que lors de l'entrée du malade à la Salpêtrière ; nous y reviendrons plus loin.

Les réflexes tendineux du coude et du poignet sont conservés.

Le membre supérieur droit est un peu *violacé* et plus froid que celui du côté opposé.

L'ouïe est un peu moins forte du côté droit que du côté gauche.

La sensibilité gustative semble diminuée à droite.

Les yeux paraissent normaux des deux côtés

Le malade n'a jamais eu *d'attaques de nerfs*.

La pression au niveau des fosses iliaques, au niveau du rebord costal droit et du testicule est douloureuse, mais la douleur reste localisée dans la zone où l'on pratique la compression.

Toutes les autres fonctions s'effectuent d'une façon normale.

On soumet le malade à l'électrisation, mais ce traitement n'amène aucun résultat; et il entre à la Salpêtrière le 1er mars1886, et voici ce que l'on constate alors.

Le malade est à peu près dans le même état que lors de son entrée à l'Hôtel-Dieu.

La paralysie du membre supérieur droit est complète et flasque. Les mouvements de l'épaule, du coude, du poignet, des doigts, sont tout à fait abolis. — La sensibilité au tact, à la température, à la douleur sont abolis dans les limites indiquées sur les figures 9 et 10.

Le sens musculaire est aboli. Les réflexes tendineux sont affaiblis. Le membre supérieur droit est *plus froid* que le gauche. La main droite est plus *rouge* que la gauche. A la mensuration on trouve les mêmes chiffres qu'à l'Hôtel-Dieu et la diminution de volume du bras et de l'avant-bras paraît due à l'*atrophie des muscles*; mais il est impossible de déterminer si l'atrophie porte plus particulièrement sur tel ou tel muscle. Il n'y a *pas de secousses fibrillaires*. Pas d'exagération de *l'excitabilité idio-musculaire*. A l'*électrisation* les muscles se contractent normalement; il n'y a pas de réaction de dégénérescence. — Il y a augmentation de la *résistance électrique*.

La *sensibilité des autres parties du corps* n'est pas normale; elle est très affaiblie dans toute la partie supérieure du corps; un peu affaiblie dans la partie inférieure.

La *sensibilité du pharynx* est abolie. — *Le goût et l'odorat* sont abolis des deux côtés ; l'*ouïe* affaiblie des deux côtés. — Il y a un *rétrécissement du champ visuel* double et très prononcé, de la *diplopie monoculaire* pas de dyschromatopsie.— Pas de points hystérogènes.— Pas d'attaques.

Différents moyens ont été employés pour chercher à faire disparaître cette paralysie : massage, électrisation, flagellation dans la région temporo-occipitale du côté opposé à la monoplégie ; mais rien n'a réussi et plus de quatre mois après l'entrée du malade à la Salpêtrière son état ne s'est encore aucunement modifié. L'amyotrophie n'a pas augmenté.

Dans le courant de la première semaine de janvier, M. Babinski a traité M... par le transfert.

La première séance qui dura trois heures environ n amena que le retour complet de la sensibilité du côté opposé et quelques frémissements dans le bras paralysé.

La seconde séance amena un commencement de retour dans les mouvements de la main et du poignet droit sans retour de la sensibilité.

Mais la paralysie reparaît avec ses caractères habituels au bout de quelques heures.

Enfin dans les séances qui suivirent M. Babinski obtint un retour de mouvement dans le poignet, les doigts et le coude. La paralysie motrice semble être vaincue dans ces segments du membre.

Enfin terminons en insistant sur le traitement par suggestion, sur le traitement moral. Pour la paralysie flasque faisons naître l'idée de mouvement, par l'évocation du mouvement lui-même. Peu à peu le malade redeviendra apte à vouloir exécuter un mouvement quelconque. — Nous savons, que chez les hypnotiques, ce qu'une suggestion a fait, une suggestion peut le défaire. Chez les hystéro-traumatiques ce qu'une auto-suggestion a produit doit pouvoir être défait par une auto-suggestion contraire ou par la suggestion imposée par le médecin.

La voie est ouverte de ce côté et ne peut que gagner à être suivie.

Vu bon à imprimer :
CHARCOT.

Vu, le Doyen :
BÉCLARD.

Vu et permis d'imprimer :
Le vice-recteur de l'Académie de Paris,
GRÉARD.

CONCLUSIONS

1° Le traumatisme éveille chez certains sujets des accidents nerveux consistant en : paralysies flasques ou rigides et en arthralgies.

2° Les malades qui présentent ces accidents sont le plus souvent des *prédisposés*, mais il est vraisemblable de supposer que l'hystérie est créée de toutes pièces par le traumatisme et la frayeur qui l'accompagne chez des sujets indemnes de tout nervosisme antérieur.

3° Le traumatisme a peu d'importance, l'idée erronée à laquelle il donne naissance est tout.

4° Les accidents hystéro-traumatiques ont une physionomie propre ; on peut dire qu'il y a une histoire naturelle de ces faits considérés autrefois comme obéissant au hasard.

5° Il est toujours possible d'en faire le diagnostic.

6° Le pronostic est sérieux, quoique jamais fatal.

7° Le traitement doit être à la fois physique et moral.

TABLE DES MATIÈRES

Introduction 1
Historique 5
Etiologie 13
Symptomatologie :
I. — Paralysies flasques. 17
II. — Paralysies hystéro-traumatiques avec contracture 45
III. — Arthralgies 58
Diagnostic 72
Pathogénie. 99
Marche et pronostic 116
Traitement. 121
Conclusion. 126

Imp. de la Soc. de Typ. - Noizette, 8, r. Campagne 1re.

PUBLICATIONS
DU
PROGRÈS MÉDICAL
14, rue des Carmes, 14.

LE PROGRÈS MÉDICAL
JOURNAL DE MÉDECINE, DE CHIRURGIE ET DE PHARMACIE
Rédacteur en chef : **BOURNEVILLE.**

Paraissant le samedi par cahier de 24 ou 32 p. in-4° compacte sur 2 colonnes.
Un an, 20 fr. — 6 mois, 10 fr.

Pour les étudiants en médecine, un an, 12 fr.

Les Bureaux du **Progrès Médical** *sont ouverts de neuf à cinq heures.*

LE PROGRÈS MÉDICAL : Tome I (1873), épuisé.— Tome II (1874), épuisé.— Tome III (1875), vol. in-4 de 800 pages avec 50 figures, prix : 16 fr. — Tome IV (1776), vol. in-4 de 900 pages avec 84 fig., prix : 16 fr. — Tome V (1877), vol. in-4 de 1000 pages avec 95 fig., prix : 20 fr. — Tome VI (1878), vol. in-4 de 1020 pages avec 103 fig., prix : 20 fr. — Tome VII (1879), vol. in-4 de 1064 pages avec 124 fig., prix : 20 fr. — Tome VIII (1880), vol. in-4 de 1086 pages avec 88 fig., prix : 20 fr. — Tome IX (1881), vol. in-4 de 1071 pages avec 72 fig., prix : 20 fr. — Tome X (1882), vol. in-4 de 1051 pages avec 68 fig. — Tome XI (1883), vol. in-4 de 1082 pages avec 85 fig., prix : 20 fr. — Tome XII (1884), vol. in-4 de 1118 pages avec 151 fig. T. XIII. 2e série. T. I (XIIIe année), 1885. 1126 pages avec 177 fig. Prix, 20 fr. — Pour nos abonnés.— Prix : 12 fr. chaque année écoulée.

ADAMKIEWICZ (A.) **Sarcome de la moelle épinière à marche lente, siégeant au point d'émergence du plexus brachial.** Broc. in-8 de 16 pages, avec une planche chromo. Prix : 1 fr.— Pour nos abonnés 70 cent.

AIGRE (D.) **Étude clinique sur la métalloscopie et la métallothérapie externe dans l'anesthésie.** Un vol. de 86 pages. — Prix : 2 fr. 50. — Pour nos abonnés . . . . 1 fr. 75.

AIGRE. *Voir* Brodie.

ANNÉE MÉDICALE (L'), résumé des progrès réalisés dans les sciences médicales pendant l'année, publiée sous la direction du Dr Bourneville, avec la collaboration de MM. Aigre, G. Ballet, Baratoux, Bottey, E. Brissaud, P. Budin, R. Calmettes, J. Cornillon, L. Cruet, H. Duret, Ch. Féré, Gilles de la Tourette, A. Josias, Laffont, Malherbe, Maunoury, Poncet (de Cluny), Poirier, F. Raymond, P. Regnard, A. Sevestre, E. Teinturier, R. Vigouroux, collaborateurs du *Progrès médical.* Paraît tous les ans, pendant le courant du mois d'avril, analysant les progrès réalisés au point de vue médical pendant l'année précédente. Six volumes sont en vente. Un volume in-18 Charpentier. Première et deuxième années (1878, 1879). — Prix : 3 fr. 50 chaque volume. — Pour nos abonnés ; par la poste, 3 fr. ; dans nos Bureaux, 2 fr. 50. — Troisième, quatrième, cinquième et sixième années (1880, 1881, 1882, 1883). — Prix : 4 fr. chaque volume. — Pour nos abonnés, par la poste, 3 fr. 50 ; dans nos bureaux. . . . . 3 fr.

ARCHAMBAULT. **Leçons cliniques sur les maladies des enfants.** Un beau volume in-8° de 160 p.— Prix : 4 fr.— Pour nos abonnés 2 fr. 75

ARCHIVES DE NEUROLOGIE. Revue des maladies nerveuses et mentales, paraissant tous les deux mois sous la direction de J. M. Charcot. — Rédacteur en chef : Bourneville ; — Secrétaire de la rédaction : Ch. Féré.— Chaque fascicule se compose de huit à neuf feuilles in-8° carré, et de plusieurs planches chromo-lithographiées. Abonnement pour un an : Paris : 20 fr. — France et Algérie : 22 fr. — Union postale : 23 fr. —Outremer (en dehors de l'union postale) : 25 fr. — Les numéros séparés : 4 fr. 50. — Les abonnements sont reçus aux Bureaux du *Progrès Médical*, 14, rue des Carmes, à Paris et dans tous les Bureaux de poste de France, de Belgique, de Suisse, de Hollande, d'Italie, d'Allemagne, des Etats-Unis et d'Algérie, sans autres frais que le prix de l'abonnement indiqué ci-dessus. Pour les autres pays, prière d'envoyer un mandat-poste avec l'ordre d'abonnement.

AVEZOU (J.-C.) De quelques phénomènes consécutifs aux contusions des troncs nerveux du bras et à des lésions diverses des branches nerveuses digitales. Etude clinique avec quelques considérations sur la distribution anatomique des nerfs collatéraux des doigts. Un vol. in-8 de 144 pages.—Prix : 3 fr. 50.— Réduit à. . . . 1 fr. 50.

BALLET (G.). Contribution à l'étude des réflexes tendineux. Note sur l'état de la réflectivité spinale dans la fièvre typhoïde. Brochure in-8° de 16 pages. — Prix : 75 c. — Pour nos abonnés . . . . 50 c.

BALLET (G.). — Recherches anatomiques et cliniques sur le faisceau sensitif et les troubles de la sensibilité dans les lésions du cerveau. Vol. in-8° de 197 pages, avec 10 figures dans le texte. Paris 1881. Prix : 3 fr. 50. — Pour nos abonnés . . . . 2 fr. 50

BALLET. Contribution à l'étude des localisations motrices dans l'écorce du cerveau. Brochure in-8 de 20 pages avec planches hors texte. — Prix : 1 fr. 25. — Pour nos abonnés . . . . 90 cent.

BALLET (G.). De l'hémiatrophie de la langue dans le tabes dorsal ataxique. Brochure in-8 de 30 pages, avec figures dans le texte.— Prix : 1 fr. — Pour nos abonnés. . . . . 0 fr. 70

BALLET (G.) et DUTIL (A.). Note sur un trouble trophique de la peau observé chez les tabétiques (État ichthyosique). Broch. in-8 de 12 pages. — Prix : 0 fr. 40. — Pour nos abonnés . . . . . . 30 c.

BALLET (G.) et MARIE (P.). Spasme musculaire au début des mouvements volontaires (Étude d'un trouble jusqu'à ce jour non décrit en France). Broch. in-8 de 27 pages. —Prix : 1 fr.—Pour nos abonnés. 70 c.

BALLET (G.) et MINOR (R.) Etude d'un cas de fausse sclérose systématique combinée de la moelle (scléroses systématique ou périlubulaire de la moelle et scléroses péri-vasculaires). Brochure in-8 de 48 p. avec 3 planches hors texte chromo-lithographie. — Prix : 3 fr. — Pour nos abonnés . . . . 2 fr.

BALZER (F.) Contribution à l'étude de la broncho-pneumonie. Vol. de 84 pages, orné d'une planche en chromo-lithographie. — Prix : 2 fr. 75. — Pour nos abonnés... . . . . 1 fr. 50

BARATOUX. *Voir* MIOT.

BÉHIER. De la pellagre sporadique. Leçons faites à l'Hôtel-Dieu les 14 et 18 juillet 1873, recueillies par MM. Liouville et Straus. Brochure in-8 de 24 pages. — Prix : 75 c. — Pour nos abonnés . . . . 50 c.

BÉHIER. Étude de quelques points de l'urémie. (Clinique, théories, expériences.) Leçons faites à l'Hôtel-Dieu les 12 et 14 mars 1873, recueillies par MM. Liouville et Straus. Brochure in-8° de 25 pages. — Prix 75 c. — Pour nos abonnés. . . . . 50 c.

BERNARD (D.) et FÉRÉ (Ch.). Des troubles nerveux observés chez les diabétiques. Brochure in-8 de 23 pages. — Prix : 1 fr. — Pour nos abonnés. . . . . 70 c.

BESSON (I.). Dystocie spéciale dans les accouchements multiples. Volume in-8° de 92 pages.— Prix : 2 fr. — Pour nos abonnés. 1 fr. 25.

BÉTOUS. Étude sur le tabes dorsal spasmodique. Brochure in-8° de 46 pages. — Prix : 1 fr. 50. — Pour nos abonnés . . . . 1 fr.

BEURMANN (DE). *Voir* VIDAL.

BITOT. Essai de stasimétrie ou de mesure de la consistance des corps organiques mous. (Étude de la consistance du corps vitré.) Brochure in-8° de 21 pages, avec 8 figures dans le texte. — Prix : 75 c. — Pour nos abonnés.. . . . . 50 c.

BITOT. Essai de topographie cérébrale par la cérébrotomie méthodique. Conservation des pièces normales et pathologiques par un procédé particulier. Un volume in-4° de 40 pages de texte avec 7 figures intercalées et 17 planches en photographie représentant des coupes cérébrales, 1878. — Prix : 12 fr.— Pour nos abonnés . . . . 9 fr.

BITOT. La capsule interne et la couronne rayonnante d'après la cérébrotomie méthodique. Un volume in-8° de 48 pages avec 14 planches hors texte. — Prix 5 fr. — Pour nos abonnés. . . . . . . 3 fr. 50.

BITOT (P.). Contribution à l'étude du mécanisme et du traitement de l'hémorrhagie liée à l'insertion vicieuse du placenta. Volume in-8 de 184 pages. — Prix : 3 fr. 50. — Pour nos abonnés . . . . 2 fr. 50

BLAISE (H.) De la cachexie pachydermique (myxœdème des auteurs anglais). Brochure in-8° de 40 pages. — Prix : 1 fr. 25. — Pour nos abonnés 90 c.

BLANCHARD (R.) De l'anesthésie par le protoxyde d'azote, par la méthode de M. le professeur Paul Bert. Volume in-8° de 101 pages avec 3 figures dans le texte. — Prix : 3 fr. — Réduit à . . . . 1 fr. 20

BLANCHARD (R.). Les Universités allemandes. Un volume in-8 de 268 pages, — Prix : 4 fr. — Pour nos abonnés. . . . . 2 fr. 75

BLOCQ (P.). Note sur un cas de rétrécissement des deux orifices auriculo-ventriculaires. Brochure in-8 de 8 pages. — Prix : 50 c. — Pour nos abonnés . . . . 35 c.

BLONDEAU (A.). Étude clinique sur le pouls lent permanent avec attaques syncopales et épileptiformes. — Un vol. in-8 de 72 pages. — Prix : 2 fr. — Réduit à . . . . 80 c.

BLONDEAU. *Voir* BOURNEVILLE.

BOE (J. B. F.). Essai sur l'aphasie consécutive aux maladies du cœur. Un volume in-8 de 164 pages. — Prix : 3 fr. — Pour nos abonnés, . 2 fr.

BONNAIRE. *Voir* BOURNEVILLE.

BONNEFOY. *Voir* ONIMUS.

BONTEMPS. De la mort subite chez les jeunes enfants. Un vol. in-8 de 83 p. — Prix : 3 fr. — Pour nos abonnés . . . . 2 fr.

BOUCHARD. *Voir* CHARCOT.

BOUCHER. La Salpêtrière, son histoire, de 1656 à 1790, ses origines et son fonctionnement au XVIIIe siècle. Un volume in-8 jésus de 138 pages, avec 4 planches hors texte. — Prix : 3 fr. 50. — Pour nos abonnés . . . . 2 fr. 50

BOUCHER (A.). De la maladie de Parkinson (paralysie agitante) et en particulier de la forme fruste. Brochure in-8 de 84 pages. — Prix : 2 fr. 50. — Pour nos abonnés. . . . . 1 fr. 70

BOUDET de PARIS (M.). Des actes musculaires dans la marche de l'homme. Brochure in-8 de 12 pages — Prix : 0 fr. 60. — Pour nos abonnés. . . . . 40 cent.

BOUDET de PARIS (M.). Note sur deux cas d'occlusion intestinale traités et guéris par l'électricité. Brochure in-8 de 16 pages. — Prix : 0 fr. 60. — Pour nos abonnés . . . . 40 cent.

BOUDET de PARIS (M.). Traitement de la douleur par les vibrations mécaniques. Brochure in-8° de 7 pages. — Prix : 50 cent. — Pour nos abonnés. . . . . 35 c.

BOUDET DE PARIS. *Voir* DEBOVE, HAYEM.

BOUICLI. Note sur un cas de sclérose en plaques fruste. Br. in-8 de 7 pages. — Prix : 40 c. — Pour nos abonnés . . . . 30 c.

BOURNEVILLE. Études cliniques et thermométriques sur les maladies du système nerveux. Premier fascicule : Hémorrhagie et ramollissement du cerveau. Paris, 1872. In-8 de 168 pages avec 22 fig. — Prix : 3 fr. 50. Pour nos abonnés, 2 fr. 50. — Deuxième fascicule : Urémie et éclampsie puerpérale ; épilepsie et hystérie. Paris, 1873. — In-8 de 160 p. avec 11 fig. — Prix : 3 fr. 50. — Pour nos abonnés. . . . . 2 fr. 50

BOURNEVILLE. Le choléra à l'hôpital Cochin. (Étude clinique). Paris, 1865. Brochure de 48 pages. — Prix : 1 fr. — Pour nos abonnés. . 70 c.

BOURNEVILLE. Mémoire sur la condition de la bouche chez les idiots, suivi d'une étude sur la médecine légale des aliénés. Paris, 1863. Gr. in-8 de 28 p. à deux colonnes. — Prix : 1 fr. — Pour nos abonnés, 70 c.

BOURNEVILLE. Notes et observations cliniques et thermométriques sur la fièvre typhoïde. Vol. in-8 compacte de 80 pages, avec 10 tracés en chromo-lithographie. — Prix : 3 fr. — Pour nos abonnés. . . . 2 fr.

BOURNEVILLE. Recherches cliniques et thérapeutiques sur l'épilepsie et l'hystérie. Vol. in-8 de 200 pages avec 5 fig. dans le texte et 3 planches. — Prix : 4 fr. — Pour nos abonnés. . . . . 2 fr. 75.

BOURNEVILLE. Science et miracle : Louise Lateau ou la Stigmatisée belge. Vol. in-8 de 88 pages avec 2 fig. dans le texte et une eau forte, dessinées par P. Richer. — 2e édition, revue corrigée et augmentée. — Prix . 2 fr. 50. — Pour nos abonnés. . . . . 1 fr. 50

BOURNEVILLE. Écoles municipales des infirmières laïques; laïcisation de l'Assistance publique. (Discours prononcés en 1880, 1881, 1882, 1883). Quatre brochures in-8°. — Prix de chacune de ces brochures : 50 c. — Pour nos abonnés . . . . 30 c.

BOURNEVILLE. Laïcisation de l'assistance publique. Conférence faite à l'Association philotechnique le 26 décembre 1880. Brochure in-8° de 23 pages. — Prix 75 cent. — Pour nos abonnés. . . . . 50 c.

BOURNEVILLE. Mémoire sur l'inégalité de poids entre les hémisphères cérébraux des épileptiques. Brochure grand in-8° de 8 pages. — Prix : 50 c. — Pour nos abonnés. . . . . 35 c.

BOURNEVILLE et BLONDEAU. Des services d'accouchements dans les hôpitaux de Paris. Brochure in-8° de 49 pages. Paris, 1881. — Prix : 1 fr. — Pour nos abonnés . . . . 75 c.

BOURNEVILLE et BRICON. Manuel des injections sous-cutanées. 2° éd. Un volume in-32 de xxxvi et 210 pages, avec 10 fig. dans le texte. — Prix : 2 fr. 50. — Pour nos abonnés. . . . . 2 fr. Nous avons fait faire un élégant cartonnage Bradel. — Prix du cartonnage 50 c.

BOURNEVILLE et L. GUÉRARD. De la sclérose en plaques disséminées. Vol. gr. in-8 de 240 pages avec 10 fig. et 1 planche. — Prix : 4 fr. 50. — Pour nos abonnés . . . . 3 fr.

BOURNEVILLE et REGNARD. Iconographie photographique de la Salpêtrière. Cet ouvrage paraît par livraisons de 8 à 16 pages de texte et 4 photo-lithographies. Douze livraisons forment un volume. Les *trois premiers volumes* sont en vente. — Prix de la livraison : 3 fr. — Prix du volume : 30 fr. — Pour les abonnés du *Progrès médical*, prix du volume, 20 fr. — 3° volume complet : 1re livraison, nouvelle observation d'hystéro-épilepsie ; — 2° livraison, variétés des attaques hystériques ; — 3° et 4° livraisons, des régions hystérogènes ; — 5°, 6° et 7° livraisons, du sommeil des hystériques ; — 7°-12° livraisons, des attaques de sommeil : hypnotisme, somnambulisme, catalepsie, sabbat, etc. — Nous avons fait relier quelques exemplaires dont le texte et les planches sont montés sur onglets ; demi-reliure, tranche rouge, non rognés. — Prix de la reliure. 5 fr.

BOURNEVILLE et TEINTURIER. G. V. Townley ou du diagnostic de la folie au point de vue légal. Paris, 1865. Brochure in-8 de 16 pages. — Prix : 0 fr. 50. — Pour nos abonnés . . . . 35 cent.

BOURNEVILLE et TEINTURIER. Le sabbat des sorciers. — 1er volume de la *Bibliothèque diabolique*. Brochure in-8, de 40 pages, avec 25 figures dans le texte et une grande planche hors texte. Il a été fait de cet ouvrage un tirage de 500 exemplaires numérotés à la presse ; 300 exemplaires sur papier blanc, vélin, Nos 1 à 300. — Prix : 3 fr. — Pour nos abonnés 2 fr. 50. (Tirage dont il ne nous reste que quelques exemplaires) ; 150 exemplaires sur parchemin Nos 301 à 450. — Prix : 4 fr. — Pour nos abonnés, 3 fr. — 50 exemplaires sur japon, Nos 451 à 500. — Prix : 6 fr. — Pour nos abonnés, 5 fr. — Nous avons fait cartonner quelques exemplaires sur papier vélin ; dos toile, plats marbrés, tranches non rognées. Prix du cartonnage. . . . . 1 fr.

BOURNEVILLE et D'OLIER. Recherches cliniques et thérapeutiques sur l'épilepsie, l'hystérie et l'idiotie. Compte rendu du service des épileptiques et des enfants idiots et arriérés de Bicêtre, pendant l'année 1880. Brochure in-8° de 74 pages. — Prix 3 fr. — Pour nos abonnés 2 fr.

BOURNEVILLE, BONNAIRE et WUILLAMIÉ. Recherches cliniques et thérapeutiques sur l'épilepsie, l'hystérie et l'idiotie. Compte rendu du service des épileptiques et des enfants idiots et arriérés de Bicêtre, pendant l'année 1881. Un vol. in-8° de xvi-172 pages, avec 7 planches hors texte. — Prix : 6 fr. — Pour nos abonnés . . . . 4 fr.

BOURNEVILLE, DAUGE et BRICON. Recherches cliniques et thérapeutiques sur l'Epilepsie, l'Hystérie et l'Idiotie. Compte rendu du service des épileptiques et des enfants idiots de Bicêtre en 1882. In-8° de xxiv-162 pages avec 15 fig. — Prix : 4 fr. — Pour nos abonnés . . 2 f. 75

BOURNEVILLE, BOUTIER, BONNAIRE, LEFLAIVE, P. BRICON et SEGLAS. Recherches cliniques et thérapeutiques sur l'épilepsie, l'hystérie et l'idiotie. Compte rendu du service des épileptiques et des enfants idiots et arriérés de Bicêtre, pendant l'année 1883. 1 vol. in-8° de xxxii-151 pages, avec 2 pl. hors texte et 5 fig. — Prix : 5 fr. — Pour nos abonnés. 3 fr. 50

BOURNEVILLE (Rapport présenté par), au nom de la 8° commis-

sion (*Assistance publique. Mont-de-Piété*), **sur les dépenses de l'Assistance publique pour 1882** (Projet de Budget, chap. xx, chap. xxi, art. 10, et Projet de Budget spécial de l'Assistance publique. Broch. in-4 de 111 pages. Prix . . . . 2 fr. 50 c.

BOURNEVILLE. *Voir* CHARCOT.

BOUTIER. *Voir* BOURNEVILLE.

BOYER (H. Cl. de). **Note sur un cas de méningite cérébro-spinale aiguë d'origine rhumatismale.** Brochure in-8° de 20 pages — Prix : 75 cent. — Pour nos abonnés. . . . . 50 c.

BOYER (P. Cl. de). **De la thermométrie céphalique.** Brochure in-8, de 28 pages. — Prix 60 centimes. — Pour nos abonnés . . . . . 40 cent.

BOYER (H. Cl. DE). **Études topographiques sur les lésions corticales des hémisphères cérébraux.** Volume in-8 de 290 pages, avec 104 figures intercalées dans le texte et une planche. Paris, 1879. — Prix : 6 fr. — Pour nos abonnés . . . . 4 fr.

BRICON (P.). **Du traitement de l'épilepsie.** (Hydrothérapie. — Arsénicaux. — Magnétisme minéral. — Sels de pilocarpine). Vol. in-8 de 262 p. avec 15 fig. dans le texte. Paris, 1882. — Prix : 5 fr. — Pour nos abonnés. . . . . 4 fr.

BRICON. *Voir* BOURNEVILLE.

BRISSAUD (E.). **Faits pour servir à l'histoire des dégénérations secondaires dans le pédoncule cérébral.** Brochure in-8 de 20 pages avec 8 figures. — Prix : 75 cent. — Pour nos abonnés. . . . . 50 cent.

BRISSAUD (E.) **Recherches anatomo-pathologiques et physiologiques sur la contracture permanente des hémiplégiques.** Volume in-8 de 210 pages avec 42 figures dans le texte. — Prix : 5 fr. Pour nos abonnés. . . . . 4 fr.

BRISSAUD. *Voir* CHARCOT et FOURNIER.

BRISSAUD (L.) ET MONOD (E.). **Contribution à l'étude des tumeurs congénitales de la région sacro-coccygienne.** Paris, 1877. Vol. in-8 de 16 pages. — Prix : 50 c. — Pour nos abonnés. . . . . 35 cent.

BROCA (A.). **Du lavage de l'estomac et de l'alimentation artificielle dans quelques affections chroniques de l'estomac.** Brochure in-8 de 53 pages. — Prix : 1 fr. — Pour nos abonnés . . . . 70 cent.

BRODIE (B.). **Leçons sur les affections nerveuses locales**, traduites de l'anglais par le Dr Douglas-Aigre. — Volume in-8 de 64 pages. — Prix : 1 fr. 50. — Pour nos abonnés. . . . . 1 fr.

BUDIN (P.). **De la tête du fœtus au point de vue de l'obstétrique.** Recherches cliniques et expérimentales. Gr. in-8 de 112 pages, avec de nombreux tableaux, 10 figures intercalées dans le texte, 36 planches noires et une planche en chromo-lithographie. — Prix : 10 fr. — Réduit à 4 fr.

BUDIN (P.). **Recherches sur l'hymen et sur l'orifice vaginal.** Brochure in-8 de 40 p. avec 24 fig. — Prix : 1 fr. 50. — Pour nos abonnés 1 fr.

BUDIN (P.). **De certains cas dans lesquels la docimasie pulmonaire hydrostatique est impuissante à donner la preuve de la respiration.** Brochure in-12 de 16 pages. — Prix : 40 c. — Pour nos abonnés 30 c.

BUDIN (P.). **Obstétrique.** (Recherches cliniques). — **Le palper abdominal. — La présentation du siège. — Le releveur de l'anus chez la femme.** Broch. in-8° de 48 pages, avec 1 fig. dans le texte. — Prix : 1 fr. 50. — Pour nos abonnés . . . . 1 fr.

BUDIN (P.). **Recherches physiologiques et cliniques sur les accouchements.** Brochure in-8° de 36 pages. — Prix : 1 fr. 25. — Pour nos abonnés. . . . . 90 c.

BUDIN (P.). — **De la situation des œufs et des fœtus dans la grossesse gémellaire et des symptômes qui en résultent.** Broch. in-8 de 28 pages avec 8 figures. — Prix 1 fr. — Pour nos abonnés. . . . . 70 c.

BUDIN (P.). — **Note sur une sonde pour pratiquer le lavage de la cavité utérine et d'autres cavités. — Sonde à canal en forme de fer à cheval.** Broch. in-8 de 24 pages, avec figures dans le texte. — P. : 1 fr. — Pour nos abonnés. . . . . 70 c.

BURET (F.). **Du diagnostic de l'ectopie rénale.** Volume in-8 de 94 p. — Prix : 3 fr. — Pour nos abonnés . . . . 2 fr.

CAPITAN (L.). **Recherches expérimentales et cliniques sur les albuminuries transitoires.** — Brochure in-8° de 150 pages. — Prix : 3 fr. — Pour nos abonnés. . . . . 2 fr.

CARTAZ (A.). Notes et observations sur le tétanos traumatique. Brochure in-8. — Prix : 50 cent. — Pour nos abonnés . . . . 35 cent.

CHANTEMESSE (A.). Étude sur la méningite tuberculeuse de l'adulte ; les formes anormales en particulier. Volume in-8 de 184 pages avec une planche lithographique hors texte. — Prix : 3 fr. 50. — Pour nos abonnés . . . . 2 fr. 50

CHARCOT (J.-M.). Leçons sur les maladies du système nerveux, faites à la Salpêtrière, recueillies et publiées par BOURNEVILLE. Tome I : *Troubles trophiques ; — Paralysie agitante ; — Sclérose en plaques ; — Hystéro-épilepsie.* Paris, 1884. 5e édition. Vol. in-8 de 418 pages avec 25 figures et 10 planches en chromo-lithographie. — Prix : 13 fr. — Pour nos abonnés. . . . . 10 fr.

CHARCOT (J.-M.). Leçons sur les maladies du système nerveux, faites à la Salpêtrière, recueillies et publiées par BOURNEVILLE. Tome II : *Des anomalies de l'ataxie locomotrice ; — De la compression lente de la moelle épinière* (mal de Pott, cancer vertébral, etc.) ; — *Des amyotrophies* (paralysie infantile, paralysie spinale de l'adulte, atrophie musculaire protopathique, sclérose des cordons latéraux, etc.) ; — *Tabès dorsal spasmodique ; — Hémichorée post-hémiplégique ; — Paraplégies urinaires ; — Vertige de Ménière ; — Épilepsie partielle d'origine syphilitique ; — Athétose ; — Appendice, etc.* Paris, 1884. 4e édit. Vol. in-8e de 496 pages avec 33 figures dans le texte et 10 planches en chromo-lithographie. — Prix : 14 fr. — Pour nos abonnés. . . . . 10 fr.

CHARCOT (J.-M.). Leçons sur les maladies du système nerveux, faites à la Salpêtrière, recueillies et publiées par le Dr Ch. FÉRÉ, le premier fascicule du tome III est en vente. 1 vol. in-8 de 140 p. avec 22 figures dans le texte. Prix : 3 fr. 50. Pour nos abonnés : 2 fr. 50.

CHARCOT (J.-M.). Leçons sur les localisations dans les maladies du cerveau et de la moelle épinière, recueillies et publiées par BOURNEVILLE et E. BRISSAUD. Vol. in-8 de 428 pages avec 87 figures dans le texte. — Prix : 11 fr. — Pour nos abonnés. . . . . 8 fr.

CHARCOT (J.-M.). Leçons sur les localisations dans les maladies de la moelle épinière, recueillies et publiées par E. BRISSAUD. Vol. in-8 de 260 pages avec 45 figures dans le texte. — Prix : 6 fr. — Pour nos abonnés. . . . . 4 fr.

CHARCOT (J.-M.). Leçons sur les maladies du foie, des voies biliaires et des reins, faites à la Faculté de médecine de Paris, recueillies et publiées par BOURNEVILLE, SÉVESTRE et BRISSAUD. Deuxième édition augmentée des LEÇONS SUR LES CONDITIONS PATHOGÉNIQUES DE L'ALBUMINURIE. Volume in-8 de 412 pages, orné de 37 figures et de 7 planches chromolithographiques. — Prix : 12 fr. — Pour nos abonnés . . . . . . 8 fr.

CHARCOT (J.-M.). La médecine empirique et la médecine scientifique. Parallèle entre les anciens et les modernes. — Leçon d'ouverture d'un cours de pathologie interne professé à l'École pratique de médecine pendant le semestre d'été 1867. Brochure in-8 de 24 pages. — Prix : 50 c. — Pour nos abonnés. . . . . 35 c.

CHARCOT (J.-M.). Note sur l'état anatomique des muscles et de la moelle épinière dans un cas de paralysie pseudo-hypertrophique. Brochure in-8 de 13 pages. — Prix : 50 c. — Pour nos abonnés. . 35 c.

CHARCOT (J.-M.). Leçons sur les conditions pathogéniques de l'albuminurie, recueillies par E. BRISSAUD. Un volume in-8e de 51 pages. Paris, 1881. — Prix : 3 fr. — Pour nos abonnés . . . . 2 fr.

CHARCOT (J.-M.). Leçons cliniques sur les maladies des vieillards et les maladies chroniques. Volume in-8 de 310 pages avec figures dans le texte et 3 planches en chromo-lithographie. — Prix : cartonné à l'anglaise : 8 fr. — Pour nos abonnés. . . . . 7 fr.

CHARCOT (J.-M.) et **BOUCHARD (CH.). Sur les variations de la température centrale qui s'observent dans certaines affections convulsives et sur la distinction qui doit être établie à ce point de vue entre les convulsions toniques et les convulsions cloniques.** Brochure in-8. — Prix : 60 cent. — Pour nos abonnés. . . . . . . 40 cent.

CHARCOT (J.-M.) et **FÉRÉ (Ch.). — Affections osseuses et articulaires du pied chez les tabétiques (pied tabétique).** Broch. in-8 de 15 p., avec 4 figures dans le texte. — Prix . 75 c. — Pour nos abonnés. . 50 c.

CHARCOT (J.-M.) et **GOMBAULT. Note sur un cas de lésions disséminées des centres nerveux observées chez une femme syphilitique.**

Brochure in-8 avec planches chromo-lithog. — Prix : 1 fr. — Pour nos abonnés. . . . . 70 c.

CHARCOT (J.-M.) et COMBAULT. **Contribution à l'étude anatomique des différentes formes de la cirrhose du foie.** Brochure in-8 de 37 pages, avec 2 pl. en chromo-lithographie. — Prix : 2 fr. — Pour nos abonnés . . . . 1 fr. 50

CHARCOT et MAGNAN. **Inversion du sens génital et autres perversions sexuelles.** Brochure in-8 de 38 pages. — Prix : 1 fr. 25. — Pour nos abonnés . . . . 90 c.

CHARCOT (J.-M.) et PITRES (A.). **Nouvelle contribution à l'étude des localisations motrices dans l'écorce des hémisphères du cerveau.** Brochure in-8° de 56 pages avec figures dans le texte. — Prix : 2 fr. — Pour nos abonnés. . . . . 1 fr. 35.

CHARCOT (J.-M.) et RICHER (P.). — **Contribution à l'étude de l'hypnotisme chez les hystériques. — Du phénomène de l'hyperexcitabilité neuro-musculaire.** Volume in-8 de 122 pages avec 26 figures et 5 planches photo-lithographiques. — Prix : 5 fr. — Pour nos abonnés : 3 fr. 50

CHARPENTIER. *Voir* LANDOLT.

CHOUPPE (H.). **Recherches thérapeutiques et physiologiques sur l'ipéca.** Paris, 1873. Brochure in-8 de 40 pages. — Prix 1 fr. — Pour nos abonnés. . . . . 70 cent.

COHNHEIM (J.) **La tuberculose considérée au point de vue de la doctrine de l'infection.** Traduit de l'allemand par R. DE MUSGRAVE CLAY, sur une deuxième édition considérablement modifiée. Brochure in-8 de 38 p. Paris, 1882. — Prix : 1 fr. 25. — Pour nos abonnés . . 90 c.

COMBY (J.). **De l'empyème pulsatile.** Brochure in-8 de 51 pages. Paris, 1882. — Prix : 2 fr. — Pour nos abonnés . . . . 1 fr. 35

CORNILLON (J.). **Des accidents des plaies pendant la grossesse et l'état puerpéral.** Brochure in-8° de 70 pages. — Prix : 2 fr. — Pour nos abonnés. . . . . 1 fr. 35

CORNILLON (J.). **Action physiologique des alcalins dans la glycosurie.** — Prix : 60 cent. — Pour nos abonnés. . . . . 40 cent.

CORNILLON (J.). **De la contracture uréthrale dans les rétrécissements périnéaux.** Brochure in-8 de 60 pages. — Prix : 1 fr. 50. — Pour nos abonnés . . . . 1 fr. 70.

CORNILLON (J.). **La folie des grandeurs.** In-8 de 60 pages. 2 fr. 50. — Pour nos abonnés. . . . . 1 fr. 70.

CORNILLON (J.). **Rapports du diabète avec l'arthritis et de la dyspepsie avec les maladies constitutionnelles.** Un vol. in-8 de 48 pages Paris, 1878. — Prix : 1 fr. 50. — Pour nos abonnés. . . . . 1 fr.

CORNILLON (J.). **Lady Stephens et Durande ou les dissolvants des concrétions des voies urinaires et biliaires.** Brochure in-8 de 34 p. — Prix : 1 fr. 50. — Pour nos abonnés. . . . . 1 fr.

COTARD. **Du délire des négations.** Brochure in-8° de 28 pages. — Prix : 75 c. — Pour nos abonnés. . . . . 50 c.

COTARD. — **Perte de la vision mentale dans la mélancolie anxieuse.** Broch. in-8 de 7 pages. Prix : 50 c. Pour nos abonnés. . . . . 0 fr. 35 c.

COTTIN. *Voir* DEPLAY.

COULBAULT (G.). **Des lésions de la corne d'Ammon dans l'épilepsie.** Brochure in-8° de 65 pages. Paris, 1881. — Prix : 2 fr. — Pour nos abonnés . . . . 1 fr. 35

CUFFER. **Des causes qui peuvent modifier les bruits de souffle intra et extra-cardiaques, et en particulier de leurs modifications sous l'influence des changements de la position des malades.** Valeur séméiologique de ces modifications. — Prix : 1 fr. 50. — Pour nos abonnés. . . . . 1 fr

DAGONET (H.). **Inauguration des cours de l'École professionnelle d'infirmiers et d'infirmières sous la présidence de M. Floquet.** Leçon d'ouverture faite à l'asile Sainte-Anne le 9 février 1882. Brochure in-8° de 15 pages. — Prix : 50 c. — Pour nos abonnés. . . . . 35 c.

DAGONET (H.). **Des réformes à introduire dans la loi de juin 1838 et les asiles d'aliénés.** Brochure in-8° de 32 pages. Paris, 1882. — Prix : 1 fr. — Pour nos abonnés. 70 c.

DAGONET. **Une enquête à l'asile Sainte-Anne.** Brochure in-8° de 16 pages. Paris, 1881. — Prix : 50 c. — Pour nos abonnés. . . . 35 c.

DAGONET (J.). **Contribution à l'étude de la méningo-myélite expérimentale.** Volume in-8 de 80 pages. — Prix : 2 fr. Pour nos abonnés 1 fr. 40

DANILLO. **Recherches cliniques sur la fréquence des maladie sexuelles chez les aliénées ;** brochure in-8 de 20 pages. — Prix, 75 c. — Pour nos abonnés. . . . . 50 c.

DANILLO. **Encéphalite parenchymateuse limitée de la substance grise avec épilepsie partielle** (*Jacksonienne*) **comme syndrome clinique.** Brochure in-8° de 20 pages. — Prix : 75 c. — Pour nos abonnés . . . . 50 c.

DAREMBERG (G.). **Les méthodes de la chimie médicale,** in-8 de 19 pages. — Prix : 60 cent. — Pour nos abonnés. . . . . 40 cent.

DAUGE. *Voir* BOURNEVILLE.

DEBOVE (M.) **Notes sur la méningite spinale tuberculeuse, sur l'hémiplégie saturnine et l'hémianesthésie d'origine alcoolique.** Une brochure in-8° de 24 pages avec deux figures. — Prix 75 cent. — Pour nos abonnés. . . . . 50 cent.

DEBOVE (M.) **Notes sur l'emploi des aimants dans les hémianesthésies liées à une affection cérébrale ou à l'hystérie.** Brochure in-8. — Prix : 50 cent. — Pour nos abonnés. . . . . 25 cent.

DEBOVE (M.). **Contribution à l'étude des arthropathies tabétiques.** Brochure in-8° de 16 pages. Paris, 1881. — Prix : 75 c. — Pour nos abonnés . . . . 50 c.

DEBOVE. **Leçons cliniques et thérapeutiques sur la Tuberculose parasitaire,** faites à la clinique de la Pitié, rec. par le Dr FAISANS. Vol. in-8° de 92 pages. — Prix : 3 fr. — Pour nos abonnés. . . . . . . 2 fr.

DEBOVE (M.) et BOUDET de PARIS. **Recherches sur la pathogénie des tremblements.** Brochure in-8° de 24 pages. Paris, 1881. — Prix : 1 fr. — Pour nos abonnés . . . . 70 c.

DEBOVE et BOUDET DE PARIS. **Recherches sur l'incoordination motrice chez les ataxiques.** Brochure in-8° de 16 pages. — Prix : 60 c. — Pour nos abonnés. . . . . 40 cent.

DEBOVE. *Voir* LIOUVILLE.

DEHENNE (A.). **Note sur une cause peu connue de l'érysipèle.** Paris, 1874. Brochure in-8. — Prix : 0 fr. 50. — Pour nos abonnés. . 35 cent.

DÉJERINE (J). **Recherches sur les lésions du système nerveux dans la paralysie ascendante aiguë.** Volume in-8 de 66 pages. — Paris 1879. — Prix : 2 fr. — Pour nos abonnés. . . . . 1 fr. 50.

DELASIAUVE. **De la clinique à domicile et de l'enseignement qui s'y rattache, dans ses rapports avec l'Assistance publique.** Paris, 1877. Brochure in-8 de 16 p. — Prix : 50 c. — Pour nos abonnés 35 cent.

DELASIAUVE. **Du double caractère des phénomènes psychiques.** Brochure in-8 de 00 p. — Prix : 50 cent. — Pour nos abonnés. 35 cent.

DELASIAUVE. **Traité de l'épilepsie.** Volume in-8 de 560 pages. — Prix : 3 fr. 50. — Pour nos abonnés. . . . . 2 fr. 50.

DELASIAUVE (J.). **Journal de médecine mentale,** résumant au point de vue médico-psychologique, hygiénique, thérapeutique et légal, toutes les questions relatives à la folie, aux névroses convulsives et aux défectuosités intellectuelles et morales, à l'usage des médecins praticiens, des étudiants en médecine, des jurisconsultes, des administrateurs et des personnes qui se consacrent à l'enseignement. Dix volumes — Prix : 100 fr. — Réduit à. 40 fr.

DELASIAUVE. **Classification des folies.** Discussion à propos d'une prétendue monomanie religieuse. Brochure in-8° de 31 pages. Paris, 1882. — Prix : 1 fr. 25. — Pour nos abonnés. . . . . 90 c.

DELASIAUVE. **Distribution des prix à l'École des enfants idiots et épileptiques de la Salpêtrière.** (Discours). Brochure in-8° de 8 pages. — Prix : 30 c. — Pour nos abonnés . . . . 20 c.

D'HEILLY (M.-E.) et CHANTEMESSE (M.-A.). **Note sur un cas de cécité et de surdité verbales.** Brochure in-8 de 12 pages. — Prix : 50 c. — Pour nos abonnés . . . . 35 c.

DIONAT (P.). — **Sur quelques symptômes qui peuvent se montrer chez les hémiplégiques.** Br. in-8 de 21 pages. — Prix : 75 c. — Pour nos abonnés. . . . . 50 c.

DRANSART (H.-N.) **Contribution à l'anatomie et à la physiologie pathologique des tumeurs urineuses, et des abcès urineux.** Brochure in-8 de 32 pages avec 1 figure. — Prix : 70 cent. — Pour nos abonnés . . . . 40 cent.

DU BASTY. **De la piqûre des hyménoptères porte-aiguillon.** Gr. in-8 de 48 pages.— Prix : 1 fr. 25.— Pour nos abonnés . . . . . . 85 cent.

DURRISAY (J.). **De la réorganisation des services d'accouchements dans les hôpitaux et chez les sages-femmes agréées.** Brochure in-8° de 28 pages. — Prix : 75 c. — Pour nos abonnés. . . . . 50 c.

DUGUET et VEIL. **Lymphadénome de la rate étendu au diaphragme, à la plèvre, aux poumons et aux ganglions lymphatiques, sans leucémie. Pleurésie cloisonnée. Cachexie.** Brochure in-8° de 16 pages. — Prix, 60 cent.— Pour nos abonnés. . . . . 40 cent.

DUPLAY (S.). **Leçons sur les traumatismes cérébraux** (Commotion, Contusion, Compression, etc.), faites à la Faculté de médecine et recueillies par P. Poirier. Un volume in-8 de 56 pages. — Prix : 2 fr. — Pour nos abonnés . . . . 1 fr. 75.

DUPLAY (S.). **Conférences de clinique chirurgicale,** faites aux hôpitaux de Saint-Louis et Saint-Antoine, recueillies et publiées par Duret et Marot, internes des hôpitaux.— In-8 de 180 pages. Prix : 3 fr. 50. — Pour nos abonnés. . . . . 2 fr. 50

DUPLAY (S.) **Conférences de clinique chirurgicale,** faites à l'hôpital Saint-Louis, recueillies et publiées par E. Golay et Cottin. In-8 de 150 pages. — Prix : 3 fr. — Pour nos abonnés . . . . 2 fr.

DUPLAY (P.). **Leçons sur les périarthrites coxo-fémorales,** recueillies par Duret. Maladies des bourses séreuses péri-trochantériennes et du grand trochanter simulant la coxalgie. Brochure in-8° de 18 pages.— Prix : 60 c. — Pour nos abonnés. . . . . 40 c.

DUPUY (L.-E.). **Des injections sous-cutanées d'éther sulfurique.** De leur application au traitement du choléra dans la période algide. Brochure in-8° de 50 pages. — Prix : 1 fr. 50. — Pour nos abonnés 1 fr.

DUPUY (L.-E.). **Etude sur quelques lésions du mésentère dans les hernies.** Broch. in-8 de 16 p.— Prix : 50 cent. — Pour nos abonnés 35 c.

DURAND-FARDEL (M.) **Considérations sur le caractère nosologique qu'il convient d'attribuer au rhumatisme articulaire aigu ou fièvre arthritique.** Brochure in-8 de 20 pages. — Prix : 0 fr. 75. — Pour nos abonnés . . . . 50 c.

DURET. **Des variétés rares de la hernie inguinale.** Vol. in-8 de 145 p. avec 2 planches. — Prix : 4 fr. — Pour nos abonnés. . . . . . 2 fr. 75

DURET (H.). **Des contre-indications à l'anesthésie chirurgicale.** Vol. in-8 de 280 pages.— Prix : 5 fr.— Pour nos abonnés. . . . 4 fr.

DURET (H.) **Études expérimentales et cliniques sur les traumatismes cérébraux.** Un volume in-8° de 330 pages, orné de 18 planches doubles en chromo-lithographie et lithographie, et de 39 figures sur bois intercalées dans le texte. Paris, 1878.— Prix : 15 fr. — Pour nos abonnés. 10 fr.

DURET (H.). **Étude générale de la localisation dans les centres nerveux,** suivie d'une **Étude critique sur les recherches de physiologie des localisations en Allemagne.** Vol. in-8° de 236 pages.— Prix : 3 fr. — Pour nos abonnés. . . . . 2 fr.

DURET (H.) **Sur la Synovite fibrineuse et ses rapports avec la tumeur blanche.** Brochure in-8 avec deux planches. — Prix : 1 fr. — Pour nos abonnés. . . . . 75 cent.

DURET (H.). *Voir* Duplay, Ferrier.

DUVAL (Mathias). **La corne d'Ammon.** (Morphologie et embryologie.) Brochure in-8° de 51 pages, avec 4 planches. Paris, 1882.— Prix : 2 fr. 50. — Pour nos abonnés. . . . . 1 fr. 70

ERLITZKY (A.). **De la structure du tronc du nerf auditif.** Brochure in-8° de 20 pages avec une planche en chromo-lithographie. Paris, 1881. — Prix : 1 fr. 50. — Pour nos abonnés . . . . 1 fr.

FÉRÉ. **Éclampsie et épilepsie.** Brochure in-8 de 19 pages. — Prix : 75 c. Pour nos abonnés. . . . . 50 c.

FÉRÉ (Ch.). **Des troubles urinaires dans les maladies du système nerveux et en particulier dans l'ataxie locomotrice.** Brochure in-8 de 56 pages. — Prix 1 fr. — Pour nos abonnés . . . . 70 c.

FÉRÉ (Ch.). **La famille névropathique.** Brochure in-8 de 63 pages. — Prix: 2 fr. — Pour nos abonnés. . . . . 1 fr. 35

FÉRÉ (Ch.). **Note sur un cas d'anomalie asymétrique du cerveau.**

Brochure in-8 de 10 pages, avec une planche chromolithographique. — Prix : 1 fr. — Pour nos abonnés . . . . 70 c.

FÉRÉ (Ch.). Du cancer de la vessie. Un volume in-8° de 144 pages. — Prix : 3 fr. — Pour nos abonnés. . . . . 1 fr. 20

FÉRÉ (Ch.) Contribution à l'étude des troubles fonctionnels de la vision par lésions cérébrales. (Amblyopie croisée et Hémianopsie). Un vol. in-8° de 241 pages. Paris, 1882. — Prix 3 fr. 50. — Réduit à . . . . 1 fr. 40.

FÉRÉ (Ch.). Notes pour servir à l'histoire de l'hystéro-épilepsie (De l'amblyopie croisée et de l'hémianopsie d'origine cérébrale). Brochure in-8° de 54 pages avec fig. dans le texte. Paris, 1882. — Prix : 2 fr. — Pour nos abonnés. . . . . 1 fr. 85 c.

FÉRÉ (Ch.). Étude expérimentale et clinique sur quelques fractures du bassin. Brochure in-8° de 36 pages. — Prix : 1 fr. 25. — Pour nos abonnés. . . . . 1 fr.

FÉRÉ (Ch.). Fractures par torsion de la partie inférieure du corps du fémur. Brochure in-8° de 8 pages avec 2 figures.— Prix : 30 cent. — Pour nos abonnés. . . . . 20 cent.

FÉRÉ. (Ch.). Note pour servir à l'histoire des luxations et des fractures du sternum. Brochure in-8 de 16 pages. — Prix : 0 fr. 60. — Pour nos abonnés. . . . . 40 cent.

FÉRÉ (Ch.) et QUERMONNE (L.). Contribution à l'histoire des phénomènes simulés ou provoqués chez les hystériques. (Craquements articulaires et synoviaux). Brochure in-8° de 7 pages. Paris, 1882. — Prix : 40 c. — Pour nos abonnés . . . . 30 c.

FÉRÉ (Ch.). Des lésions osseuses et articulaires des ataxiques. Cas d'hémiplégie avec paraplégie spasmodique. Broch. in-8 de 28 pages avec 18 figures intercalées dans le texte. Paris, 1882. Prix : 1 fr. 50. — Pour nos abonnés. . . . . 1 fr.

FÉRÉ. — Les hypnotiques hystériques considérées comme sujets d'expérience en médecine mentale. (Illusions, hallucinations, impulsions irrésistibles provoquées ; leur importance au point de vue médico-légal). Broch. in-8 de 15 pages. — Prix : 50 c. — Pour nos abonnés. 40 c.

FÉRÉ. Étude anatomique et critique sur le plexus des nerfs spinaux. Broc. in-8 de 16 pages, avec 2 fig.—Prix : 50 c.—Pour nos abonnés. 35 c

FÉRÉ. *Voir* GUYON, BERNARD, CHARCOT.

FERRIER. Recherches expérimentales sur la physiologie et la pathologie cérébrales. Traduction avec l'autorisation de l'auteur, par H. DURET. In-8 de 74 p. avec 11 fig. dans le texte.— Prix : 2 fr.— Pour nos abonnés. . . . . 1 fr. 35.

FOURNIER. (A.). De la pseudo-paralysie générale d'origine syphilitique. Leçons recueillies par E. BRISSAUD. Paris, 1878, In-8 de 24 pages. — Prix : 1 fr. — Pour nos abonnés . . . . 65 cent.

GELLÉ. – Etude clinique du vertige de Ménière dans ses rapports avec les lésions des fenêtres ovale et ronde. Brochure in-8 de 47 pages. — Prix : 1 fr. 50. — Pour nos abonnés . . . . 1 fr.

GÉRENTE (P.). — Quelques considérations sur l'évolution du délire dans la vésanie. Brochure in-8° de 31 pages. — Prix : 1 fr. — Pour nos abonnés . . . . 70 c.

GIRALDÈS (J.-A.). Recherches sur les kystes muqueux du sinus maxillaire. Prix : 1 fr. 50. — Pour nos abonnés. . . . . 1 fr.

GIRALDÈS (J.-A.) Etudes anatomiques ou recherches sur l'organisation de l'œil considéré chez l'homme et chez quelques animaux. Paris, 1866. In-4 de 83 pages avec 7 planches. — Prix : 3 fr. 50. — Pour nos abonnés . . . . 2 fr. 50

GIRALDÈS (J.-A.). Des luxations de la mâchoire. In-4 de 50 pages avec 2 planches. — Prix : 2 fr. — Pour nos abonnés. . . . . 1 fr. 35

[G]IRALDÈS (J.-A.). De l'anatomie appliquée aux beaux-arts. Cours professé à l'Athénée des Beaux-Arts. Compte rendu par Mlle Lina Jaunez. Paris 1850. In-8 de 8 pages. — Prix : . . . . 50 cent.

GIRALDÈS (J.-A.). Plan général d'un cours d'anatomie appliqué aux beaux-arts. Paris 1857. In-8 de 8 pages. — Prix : . . . . 50 cent.

GIRALDÈS (J.-A.). Recherches anatomiques sur le corps innominé. Paris, 1861. In-8 de 12 pages avec 5 planches.—Prix : 1 fr. 50.—Pour nos abonnés. . . . . 1 fr.

GIRALDÈS (J.-A.). **De la fève de Calabar.** Note présentée au Congrès médico-chirurgical de France tenu à Rouen le 30 septembre 1863. Paris, 1864, Brochure in-8 de 8 pages avec figures. — Prix. . . . . 50 cent.

GIRALDÈS (J.-A.). **Note sur les tumeurs dermoïdes du crâne.** Paris, 1866. In-8 de 7 pages. Prix. 40 cent.

GOLAY (E.) **Des abcès douloureux des os.** Un volume in-8 de 162 pages. —Paris, 1879. — Prix : 3 fr. 50.— Pour nos abonnés . . . . 2 fr. 50

GOMBAULT (A.). **Contribution à l'étude anatomique de la névrite parenchymateuse subaiguë ou chronique.** (Névrite segmentaire péri-axile). Brochure in-8° de 46 pages, avec 2 pl. chromo-lithographiques. Paris, 1880. — Prix : 2 fr. — Pour nos abonnés. . . . . 1 fr. 35

GOMBAULT. **Etude sur la sclérose latérale amyotrophique.** Prix : 2 fr. — Pour nos abonnés. . . . . 1 fr. 35

GOMBAULT. *Voir* CHARCOT.

GOUGUENHEIM (A.). **Des névroses du larynx.** Leçons professées à l'hôpital de Lourcine en 1882, recueillies par G. MORIN. Broch. in-8 de 30 pages.— Prix : 1 fr — Pour nos abonnés. . . . . 70 c.

GUÉRARD. *Voir* BOURNEVILLE.

GUÉRIN (A.). **Du pansement ouaté.** Résultats obtenus à l'Hôtel-Dieu pendant l'année 1876. Brochure de 24 pages. — Prix : 0 fr. 75. — Pour nos abonnés. . . . . 50 cent.

GUYON (F.) et FÉRÉ (Ch.). **Note sur l'atrophie musculaire consécutive à quelques traumatismes de la hanche.** Brochure in-8° de 14 pages. Paris, 1881. — Prix : 50 c. — Pour nos abonnés. . . . . 35 c.

HADDEN. **Du myxœdème.** In-8 de 16 pages. — Prix : 0 fr. 60. — Pour nos abonnés . . . . 40 cent.

HAYEM (G.). **Leçons cliniques sur les manifestations cardiaques de la fièvre typhoïde,** recueillies par BOUDET DE PARIS. In-8 de 88 pages avec 5 figures.— Prix : 2 fr. 50. — Réduit à . . . . 1 fr.

HÉRAUD. (A.). **Etude diagnostique sur deux cas de syphilome bucco-lingual.** Un vol. in-8 de 34 pages.— Prix : 1 fr. 50.— Pour nos abonnés. . . . . 1 fr.

HUBLÉ (M.). **Recherches cliniques et thérapeutiques sur l'Epilepsie.** Un vol. in-8° de 190 pages. Paris, 1881. — Prix : 3 fr. 50. — Pour nos abonnés. . . . . 2 fr. 50

HUCHARD (H.). **Caractère, mœurs et état mental des hystériques.** Brochure in-8 de 39 p. — Prix : 1 fr. 25. — Pour nos abonnés 90 c.

JOSIAS (A.). **De la fièvre typhoïde chez les personnes âgées.** Vol in-8 de 65 pages avec trois courbes de température. — Prix : 2 fr. — Pour nos abonnés. . . . . 1 fr. 35 c.

KELLER (Th.). **De la céphalée des adolescents.** Brochure in-8 de 32 p. — Prix : 1 fr. — Pour nos abonnés. . . . . 70 c.

KELSCH (A.). **Les affections du foie en Algérie et les Variations de l'urée.** Brochure in-8 de 31 p. — Prix : 1 fr. — Pour nos abonnés 75 c.

KELSCH (A.) **Note pour servir à l'histoire de l'endocardite ulcéreuse.** Brochure in-8. — Prix : 0 fr. 50. — Pour nos abonnés. . 35 cent.

KELSCH et WANNEBROUCQ. **Note sur deux cas de sarcome du péritoine et du tissu cellulaire rétro-péritonéal.** Brochure in-8° de 11 p. — Prix : 50 c. — Pour nos abonnés . . . . 35 c.

KELSCH et WANNEBROUCQ. **Contribution à l'histoire des localisations cérébrales.** Broch. in-8° de 18 p.—Pr. : 50 c.—Pour nos abonnés. 35 c.

KOJEVNIKOFF (A.). **Cas de sclérose latérale amyotrophique.** (**Dégénérescence des faisceaux pyramidaux se propageant à travers tout l'encéphale.**). Brochure in-8 de 23 pages avec 3 planches hors texte. — Prix : 2 fr. 50. — Pour nos abonnés. . . . . 1 fr. 70

LABADIE-LAGRAVE et DERIGNAC. — **Otorrhée; pseudo-méningite** (Guérison subite pendant un voyage à Lourdes). Brochure in-8 de 11 pages. — Paris : 50 c. — Pour nos abonnés. . . . . 35 c.

LAMBERT (P) **Etude sur un nouveau procédé de chloroformisation par les solutions titrées.** Broch. in-8 de 32 pages. — Prix : 1 fr. 50. Pour nos abonnés. . . . . 1 fr.

LANDOLT (E.). **Leçons sur le diagnostic des maladies des yeux,** faites à l'École pratique de la Faculté de médecine de Paris pendant le semestre d'été de 1875, recueillies par CHARPENTIER. Paris 1877. Vol. in-8 de 204 pages. — Prix : 6 fr. — Pour nos abonnés . . . . 4 fr.

LANDOUZY (L.). **De la déviation conjuguée des yeux et de la rotation de la tête par excitation ou paralysie des 6e et 11e paires, leur valeur en séméiotique encéphalique, leur importance au point de vue anatomique et physiologique, à propos d'une observation d'épilepsie hémiplégique débutant par les yeux et la tête** (Déviation et rotation conjuguées convulsives). Un volume in-8° avec une planche.— Prix : 2 fr. 50. — Pour nos abonnés. . . . . 1 fr.

LANDOUZY (L.). **Trois observations de rage humaine.** Réflexions. Brochure in-8 de 16 pages. — Prix : 50 cent.— Pour les abonnés. . 35 cent.

LAVERAN (A.). **Un cas de myélite aiguë.** 1876. In-8 de 13 p. . 30 cent.

LAVERAN (A). **Tuberculose aiguë des synoviales** . . . . . . 50 cent.

LEFLAIVE. *Voir* BOURNEVILLE.

LEGRAND DU SAULLE. —**Vertiges épileptiques; Assassinat. — Acquittement.** Brochure in-8° de 11 pages. — Prix : 50 c. — Pour nos abonnés. . . . . 35 c.

LELOIR. (H). **Contribution à l'étude du rhumatisme blennorrhagique.** Brochure grand in-8 de 24 pages. — Prix : 0 fr. 75. — Pour nos abonnés. . . . . 50 cent.

LELOIR (H.). **Recherches cliniques et anatomo-pathologiques sur les affections cutanées d'origine nerveuse.** 1 vol. in-8° de 220 pages, avec 4 planches en chromo-lithographie et plusieurs figures intercalées dans le texte. — Prix : 5 fr. — Pour nos abonnés. . . . . 3 fr. 50

LEROY (A.). **De l'état de mal épileptique.** Un volume in-8 de 32 pages. — Prix : 2 fr. — Pour nos abonnés. . . . . 1 fr. 25

LIOUVILLE (H.). **Contribution à l'étude de la paralysie générale progressive des aliénés.** In-8, 50 cent. — Pour nos abonnés. . . . 35 cent.

LIOUVILLE et DEBOVE. **Note sur un cas de mutisme hystérique, suivi de guérison.** Paris, 1876. In-8. . . . . 30 c.

LOEWENBERG (H.). **Le furoncle de l'oreille et la furonculose.** Brochure in-8° de 47 pages. Paris, 1881. — Prix: 1 fr. 50. — Pour nos abonnés. . . . . 1 fr.

LONGUET (F.-E.-M.). **De l'influence des maladies du foie sur la marche des traumatismes.** Vol. in-8 de 124 pages. — Prix : 4 fr. — Pour nos abonnés. . . . . 2 fr. 75

MAGNAN. **De la coexistence de plusieurs délires de nature différente chez le même aliéné.** Brochure in-8 de 20 pages.—Prix : 0. 75. — Pour nos abonnés . . . . 50 cent.

MAGNAN. **Leçons sur l'Épilepsie**, faites à l'Asile Sainte-Anne, en 1881-1882, recueillies par Marcel BRIAND. Un volume in-8 de 84 pages. — Prix : 3 fr. — Pour nos abonnés. . . . . 2 fr.

MAGNAN (V.). **Leçons cliniques sur la dipsomanie**, faites à l'Asile Sainte-Anne. Recueillies par M. Briand. In-8 de 151 pages. — Prix : 2 fr. Pour nos abonnés. . . . . 1 fr. 35

MAGNAN. **Des hallucinations bilatérales de caractère différent, suivant le côté affecté.** Brochure in-8° de 20 pages. — Prix : 60 c. — Pour nos abonnés. . . . . 40 cent.

Manuel de la garde-malade et de l'infirmière, publié sous la direction du Dr Bourneville, par MM. Blondeau, de Boyer, Éd. Brissaud, H. Duret, G. Maunoury, Monod, Poirier, P. Regnard, Sevestre et P. Yvon, rédacteurs du *Progrès médical*. — Ouvrage formant trois volumes in-16. — 1er volume : *Anatomie et Physiologie*, 180 pages, 8 figures. Prix : 2 fr. — 2e volume : *Pansements*, 316 pages, 60 gravures. Prix : 3 fr. 50. — 3e volume. *Administration des Médicaments*, 160 pages. Prix : 2 fr. — Pour nos abonnés, l'ouvrage complet (2e édit.), broché, prix . . . . 5 fr.

Nous avons fait faire un élégant cartonnage anglais pour chacun des trois volumes du Manuel. — Prix par volume 75 c., l'ouvrage complet . . 2 fr.

MARANDON de MONTYEL. — **Recherches cliniques sur la folie avec conscience.** Brochure in-8 de 64 pages. — Prix : 2 fr. — Pour nos abonnés . . . . 1 fr. 35 c.

MARANDON DE MONTYEL (E). — **Incurabilité et guérisons tardives en aliénation mentale.** Brochure in-8° de 15 pages. — Prix 50 c. — Pour nos abonnés. . . . . 35 c.

MARCANO (G.). **Des ulcères des jambes entretenus par une affection du cœur.** Brochure in-8. — Prix : 1 fr. 25. — Pour nos abonnés. 85 cent.

MARCANO (G.). **De l'étranglement herniaire par les anneaux de l'épiploon.** Paris, 1874. In-8 de 8 pages. — Prix . . . . 30 cent.

MARCANO (G.). **De la psoïte traumatique.** Vol. in-8 de 160 pages.— Prix : 3 f. — Pour nos abonnés. . . . . 2 f.

MARCANO (G.). Notes pour servir à l'histoire des kystes de la rate.— Prix: 60 cent. — Pour nos abonnés . . . . 40 cent.

MARCANO (G.). — **Du doigt à ressort.** Broch. in-8 de 33 pages. — Prix : 1 fr. — Pour nos abonnés. . . . . 70 c.

MARIE (P.). — **Sur la nature et quelques-uns des symptômes de la maladie de Basedow.** Brochure in-8 de 7 pages. — Prix : 40 c. — Pour nos abonnés . . . . 25 c.

MARIE (P.). **Contribution à l'étude et au diagnostic des formes frustes de la maladie de Basedow.** 1 vol. in-8 de 86 pages, avec 7 tracés. — Prix : 2 fr. — Pour nos abonnés. . . . . 1 fr. 50.

MARIE (P.). **Des manifestations médullaires de l'Ergotisme et du lathyrisme.** Brochure in-8 de 19 pages. — Prix : 75 c. — Pour nos abonnés. . . . . 50 c.

MARIE (P.). **Lathyrisme et béribéri.** — Brochure in-8 de 11 pages. — Prix : 50 c. — Pour nos abonnés. . . . . 35 c.

MARIE (P.). — **Sclérose en plaques et maladies infectieuses.** Brochures in-8 de 2? pages. — Prix : 1 fr. — Pour nos abonnés. . . 70 c.

MAROT. *Voir* DUPLAY.

MARSAT (A.). **Des usages thérapeutiques du nitrite d'amyle.** In-8 de 48 pages. — Prix : 1 fr. 25. — Pour nos abonnés. . . . . . 85 cent.

MAUNOURY (G.). **Les hôpitaux-baraques et les pansements antiseptiques en Allemagne.** Paris, 1877, in-8 de 20 pages. — Prix : 1 fr. — Pour nos abonnés. . . . . 70 cent.

MAURIAC (Ch.) et VIGOUROUX (R.). **Étude sur les paralysies pseudo-syphilitiques et sur leur traitement par les æsthésiogènes.** Brochure in-8° de 31 pages. — Prix : 75 c. — Pour nos abonnés . . 50 c.

MAYOR. **Note sur un monstre du genre janiceps.** Brochure in-8° de 40 pages. Paris, 1882. — Prix : 1 fr. 25. — Pour nos abonnés. . . . 90 c.

MIERZEJEWSKI. **Contribution à l'étude des localisations cérébrales.** (Observation de porencéphalie fausse double.) Brochure in-8° de 35 pages avec 3 fig. dans le texte et 5 planches en chromo-lithographie. — Prix : 3 fr. — Pour nos abonnés. . . . . 2 fr.

MIOT (C.). **De la myringodectomie ou perforation artificielle du tympan.** In-8 de 169 pages avec 16 figures intercalées dans le texte. — Prix : 3 fr. 50. — Pour nos abonnés . . . . 1 fr. 40

MIOT (C.). **De la Ténotomie du muscle tenseur du tympan.** Volume in-8 de 56 pages orné de 11 figures intercalées dans le texte. Paris, 1878. — Prix : 1 fr. 50. — Pour nos abonnés . . . . 60 c.

MIOT (C.) et BARATOUX (J.). **Considérations anatomiques et physiologiques sur la trompe d'Eustache.** Brochure in-8 de 20 pages. — Prix : 1 fr. 25. — Pour nos abonnés . . . . 90 c.

MONOD (E.) **Étude clinique sur les indications de l'uréthrotomie externe.** Un volume de 168 pages, avec un tableau. — Prix : 3 fr. 50. — Pour nos abonnés. . . . . 2 fr. 50

MONOD (Ch.). — **Leçon de clinique chirurgicale faites à l'hôpital Necker.** Vol. in-8 de 127 pages, avec figures. — Prix : 3 fr. 10. Pour nos abonnés. . . . . 2 fr. 50

MONOD. *Voir* BRISSAUD.

MORLOT (E.) **Sur une forme grave de l'épilepsie.** Brochure in-8 de 45 pages. Paris, 1881 — Prix : 1 fr. 50. — Pour nos abonnés . . 1 fr.

MOURSOU. **Considérations sur certains accidents de l'éruption des dents,** en particulier des oreillons et sur leur traitement par l'acotine associée à divers moyens. Broch. in 8 de 31 pages. Paris, 1882. — Prix : 1 fr. — Pour nos abonnés. 70 c.

NIMIER (M.) et BETTREMIEUX (M.). **La pleurotomie précoce.** Brochure in-8 de 10 pages. — Prix : 40 c. — Pour nos abonnés . . . . . . 30 c.

ONIMUS. **Des applications chirurgicales de l'électricité.** Leçons recueillies par Bonnefoy. In-8 de 16 pages avec figures. — Prix : 0 fr. 60 c. Pour nos abonnés. . . . . 40 cent.

ORY (E.) **Maladies de la peau.** Notes de thérapeutique recueillies aux cliniques dermatologiques de M. le professeur Hardy, à l'hôpital St-Louis. Paris, 1877, in-8 de 40 pages. — Prix : 1 fr. — Pour nos abonnés. . 70 c.

OULMONT (P.) **Étude clinique sur l'athétose.** Paris, 1878. Vol. in 8 de 116 pages avec figures. — Prix : 3 francs. — Pour nos abonnés. . . 2 fr.

PARINAUD (H.). **Paralysie des mouvements associés des yeux.** Broch. in-8 de 30 pages. — Prix : 1 fr. — Pour nos abonnés . . . . . 70 c.

PARROT. **Clinique des maladies de l'enfance.** Leçon inaugurale. Brochure in-8 de 20 pages. — Prix : 0 fr. 75. — Pour nos abonnés. 50 cent.

PARROT (J.). La fièvre typhoïde chez les enfants. — Leçons cliniques. Brochure in-8 de 35 pages. — Prix : 1 fr. 25. — Pour nos abonnés . . 85 c.

PATHAULT (L.) Des propriétés physiologiques du Bromure de Camphre et de ses usages thérapeutiques. Brochure in-8 de 48 pages. — Prix : 1 fr. 50. — Pour nos abonnés. . . . . 60 c.

PELTIER (G.) De la triméthylamine et de son usage dans le traitement du rhumatisme articulaire aigu. In-8 compacte de 34 pages. — Prix : 60 cent. — Pour nos abonnés. . . . . 40 cent.

PHILBERT. De la cure de l'obésité aux eaux de Brides-les-Bains (Savoie.) — Brochure in-8 de 16 pages. — Prix 0 fr. 60. — Pour nos abonnés . . . . 40 c.

PICARD (H.). La vallée de Davos. Brochure in-8° de 19 pages. Paris, 1882. — Prix : 60 c. — Pour nos abonnés . . . . 40 c.

PITRES (A.). — Note sur l'état des forces chez les hémiplégiques. Broch. in-8° de 18 p. Paris, 1883. — Prix : 60 c. — Pour nos abonnés 40 c.

PITRES (A.) et VILLARD (L.). Contribution à l'étude des névrites périphériques non traumatiques. Brochure in-8 de 72 pages, avec 3 pl. lithographiques. — Prix : 3 fr. 60. — Pour nos abonnés. . . . 2 fr. 25

PITRES. *Voir* CHARCOT.

PLUYAUD (P.-J.). Etude des réflexes tendineux dans la fièvre typhoïde. Broch. in-8 de 72 pages. — Prix : 2 fr. — Pour nos abonnés, 1 fr. 35.

POINSOT (G.). Contribution à l'histoire clinique des tumeurs du testicule. Broch. in-8 de 48 p. Prix : 1 fr. — Pour nos abonnés 70 c.

POIRIER (P.) Contribution à l'étude des tumeurs du sein chez l'homme. (Tubercules, sarcomes, épithéliomes, carcinomes). — **Etude clinique du cancer.** — Vol. in-8 de 107 p. — Prix : 3 fr. — Pour nos abonnés . . . . 2 fr.

QUERMONNE. *Voir* FÉRÉ.

QUESTIONNAIRE pour le 1er examen de doctorat. — Recueil de séries d'examens subis récemment à la Faculté de médecine de Paris, indiquant : 1° La composition du jury pour chaque série ; — 2° La préparation anatomique de chaque candidat ; — 3° Les questions orales auxquelles le candidat a dû répondre ensuite ; — 4° Enfin le résultat de l'examen dans chaque série, suivi de questions sur les accouchements, recueillies au cinquième examen de doctorat et aux examens de sage-femme. In-16 de 91 pages. — Prix : 1 fr. — Pour nos abonnés . . . . 50 cent.

RANVIER (L.). Leçons d'anatomie générale sur le système musculaire, recueillies par J. RENAUT. Un fort vol. orné de 99 fig. intercalées dans le texte. — Prix : 12 fr. — Pour nos abonnés. . . . . 4 fr. 80

RANVIER (L.). Leçon d'ouverture du cours d'anatomie générale au Collège de France. Paris, 1876. In-8 de 16 pages. — Prix : 0 fr. 60. — Pour nos abonnés. . . . . 40 cent.

RAYMOND (F.). Etude anatomique, physiologique et clinique sur l'hémichorée, l'hémianesthésie et les tremblements symptomatiques. Vol. in-8 de 140 pages avec figures dans le texte et 3 planches. — Prix : 3 fr. 50 — Pour nos abonnés . . . . 2 fr. 50.

RAYMOND (F.). Conférences de clinique médicale, faites à l'Hôtel-Dieu (suppléance de M. G. Sée), Dr. 1 vol. in-8 de 250 p. avec 4 fig dans le texte. — Prix : 4 fr. — Pour nos abonnés. . . . . 2 fr. 75

RAYMOND. De la puerpéralité. Volume in-8° de 258 pages. Paris, 1880, — Prix : 5 fr. — Pour nos abonnés. . . . . 2 fr.

RAYMOND (F.) et ARTAUD (G.). — Contribution à l'étude des localisations cérébrales (Trajet intra-cérébral de l'hypoglosse). Brochure in-8 de 43 pages, avec 5 figures dans le texte. — Prix : 1 fr. 50 c. — Pour nos abonnés. . . . . 1 fr.

RECLUS (P.). De l'épithélioma térébrant du maxillaire supérieur. Paris, 1876. In-8 de 4 pages. — Prix. . . . . 20 cent.

RECLUS (P.). Les hyperostoses consécutives aux ulcères rebelles de la jambe. Broch. in-8 de 21 p. — Prix : 75 c. — Pour nos abonnés 50 c.

RECLUS. (P.) Des mesures propres à ménager le sang pendant les opérations chirurgicales. Un vol. in-8 de 144 pages. — Prix : 3 fr. 50. — Pour nos abonnés . . . . 2 fr. 50

RECLUS (P.). Des ophthalmies sympathiques. Un fort volume in-8 de 210 pages. — Prix : 5 fr. — Pour nos abonnés. . . . . 4 fr.

RECLUS (P.). La fontaine d'Ahusquy, brochure in-8 de 30 pages. — Prix, 1 fr. — Pour nos abonnés. 70 cent.

Réformes à apporter dans l'enseignement de l'Anatomie. Brochure in-8 de 28 pages. — Prix : 1 fr. — Pour nos abonnés. . . . . . . 70 c.

REGNARD (P.). **Recherches expérimentales sur les variations pathologiques des combustions respiratoires.** Un fort volume in-8 de 394 pages, enrichi de 100 gravures dans le texte. — Paris, 1879. — Prix : 10 fr. — Pour nos abonnés . . . . 7 fr.

REGNARD. *Voir* BOURNEVILLE.

RENAUT (J.). **Note sur la structure des glandes à mucus du duodénum (glandes de Brunner).** Brochure in-8 de 8 pages. — Prix 40 c. — Pour nos abonnés . . . . 30 cent.

RENAUT. *Voir* RANVIER.

RIBEMONT (A.). **Recherches sur l'insufflation des nouveau-nés et description d'un nouveau tube laryngien.** Un volume in-8 de 40 pages et 8 planches. — Paris, 1878. — Prix : 3 fr. 50. — Pour nos abonnés . . . . 2 fr. 50.

RICHER (L.). **Notes et observations pour servir à l'histoire de l'hystéro-épilepsie ou grande épilepsie** (Identité de la nature des phénomènes qui composent la grande attaque hystérique et de leur mode de succession chez les malades de nationalité différente). Broch. in-8 de 26 pages. — Prix : 1 fr. — Pour nos abonnés. . . . . 70 c.

RICHER (P.). **Feuilles d'autopsie pour l'étude des localisations cérébrales.** — Hospice de la Salpêtrière. — Service de M. le professeur CHARCOT. (Deuxième édition). — Grand placard de 8 pages, avec 20 fig. — Paris 1881. — Prix : 75 c. — Pour nos abonnés . . . . 60 c.

RIDEL SAILLARD (G.). **De la cachexie pachydermique** (myxœdème des auteurs anglais). In-8° de 74 pages avec deux figures photographiques hors texte. Paris. 1881. — Prix : 2 fr. — Pour nos abonnés. . . 1 fr. 35

ROQUE (L.). **Des dégénérescences héréditaires produites par l'intoxication saturnine lente.** Brochure in-32 de 15 pages. — Prix : 50 c. — Pour nos abonnés. 35 c.

ROSAPELLY (Ch. L.) **Recherches théoriques et expérimentales sur les causes et le mécanisme de la circulation du foie.** Un volume in-8 de 76 pages orné de 21 figures. — Prix : 3 fr. — Pour nos abonnés. . . . . 2 fr.

ROUX (G.-L.) **Traitement de l'épilepsie et de la manie, par le bromure d'éthyle.** Brochure in-8° de 54 pages. Paris 1881. — Prix : 2 fr. — Pour nos abonnés . . . . 1 fr. 35

SADRAIN (G.). **Étude sur le traitement des attaques d'hystérie et des accès d'épilepsie.** Brochure in-8° de 55 pages. — Prix : 1 fr. 75. — Pour nos abonnés. . . . . 1 fr 20

SAINT-GERMAIN (de). **De la trachéotomie.** Brochure in-8° de 31 pages. Paris, 1882. — Prix : 1 fr. — Pour nos abonnés. . . . . 70 c.

SEGLAS. **De l'influence des maladies intercurrentes sur la marche de l'épilepsie.** Un vol. in-8 de 60 pages. Paris. 1881. — Prix : 2 fr. — Pour nos abonnés. . . . . 1 fr. 35

SEGOND. (P.). **Note sur une observation de kyste hydatique** développé dans l'épaisseur du muscle grand pectoral. Brochure de 8 pages. — Prix : 0 fr. 40. — Pour nos abonnés. . . . . 30 cent.

SEGOND. (P.). **Recherches cliniques et expérimentales sur les épanchements sanguins du genou par entorse.** Volume in-8 de 85 pages. — Prix : 2 fr. — Pour nos abonnés . . . . 1 fr. 50

SEGUIN (E. C.). **Medical mathematism.** Brochure in-8° de 18 pages. — Prix : 60 cent. — Pour nos abonnés . . . . 40 cent.

SEGUIN (E.-C.). **Registre memento** d'observations, pour conserver toutes les observations faites au lit du malade. Paris, 1878. — Prix. 60 cent.

SILVESTRE. *Voir* CHARCOT.

SIGERSON. **Note sur la paralysie vaso-motrice généralisée des membres supérieurs.** Brochure in-8 de 19 pages. — Prix : 60 c. — Pour nos abonnés. . . . . 40 c.

SIKORSKY (M.). **Du développement du langage chez les enfants.** Broch. in-8 de 20 pages. — Prix : 75 c. — Pour nos abonnés. . . 50 c.

SIMON (J.). **Conférences cliniques et thérapeutiques sur les maladies des enfants** (2e édit.). Un beau vol. in-8 de 340 p. — Prix : 7 fr. — Pour nos abonnés. . . . . 5 fr.

SIMON (J.). **Nouvelles conférences cliniques et thérapeutiques sur les maladies des enfants.** Vol in-8 de 313 pages. — Prix : 7 fr. — Pour nos abonnés. . . . . 5 fr.

SINETY (de). **Des inflammations qui se développent au voisinage de l'utérus considérées surtout dans leurs formes bénignes.** Brochure in-8° de 16 pages. — Prix : 50 c. — Pour nos abonnés . . . . . . 35 c.

STRAUS (F.). Des ecchymoses tabétiques à la suite des crises de douleurs fulgurantes. Brochure in-8° de 31 pages. Paris, 1881. — Prix : 1 fr. — Pour nos abonnés . . . . 70 c.

STRAUS. *Voir* BÉHIER.

TABOUET. (L.). Etude sur le traitement des abcès sous-périostiques aigus de l'adolescence. Un vol. in-8 de 44 pages. — Prix : 1 fr. 50. — Pour nos abonnés . . . . 1 fr.

TARNIER. De l'influence du régime lacté dans l'albuminurie des femmes enceintes et de son indication. — Prix. . . . . . 50 cent.

TAUBER (A.). De l'amputation ostéoplastique de la jambe. Brochure in-8° de 28 pages — Prix : 75 cent.— Pour nos abonnés . . . . . 50 c.

TEINTURIER (E.). Les Skoptzy, étude médico-légale sur une secte religieuse russe dont les adeptes pratiquent la castration. — Un joli volume in-12 orné de gravures représentant les différents modes de castration employés par ces fanatiques. — Prix : 1 fr. 50. — Pour nos abonnés . . 60 c.

TEINTURIER. *Voir* BOURNEVILLE.

TERRILLON. Contribution à l'étude des gommes syphilitiques du testicule. Brochure in-8 de 8 pages. — Prix : 0 fr. 40. — Pour nos abonnés . . . . 30 cent.

TERRILLON. Des troubles de la menstruation après les lésions chirurgicales ou traumatiques. Brochure in-8 de 22 pages, 60 cent. — Pour nos abonnés. . . . . 40 cent.

TERRILLON. Excroissances polypeuses de l'urèthre symptomatiques de la tuberculisation des organes urinaires chez la femme. Brochure in-8 de 24 pages. — Prix : 0 fr. 75. — Pour nos abonnés. 50 cent.

TERRILLON. Mémoire sur la rupture traumatique des parties internes du cœur avec ou sans lésions correspondantes des parois. Brochure in-8 de 16 pages.— Prix : 0 fr. 60.— Pour nos abonnés. 40 c.

THAON (L.). Recherches cliniques et anatomo-pathologiques sur la tuberculose. Grand in-8 de 112 pages, avec 2 planches en chromo-lithographie. — Prix : 4 fr. 50. — Pour nos abonnés . . . . 3 fr.

THAON (L.). Clinique climatologique des maladies chroniques. — 1er fascicule : *phtisie pulmonaire.* Un volume grand in-8 de 164 pages, avec 2 planches de tracés de température. Paris, 1877. — Prix : 4 fr. — Pour nos abonnés . . . . 2 fr. 75

TRÉLAT. Leçons de clinique chirurgicale faites à l'hôpital de la Charité. Recueillies et publiées par E. ORY et P. RECLUS. Brochure in-8 de 23 pages — Prix : 1 fr. — Pour nos abonnés. . . . . 70 c.

TROISIER (E.). Note sur un cas d'encéphalopathie syphilitique précoce. Brochure in-8 de 8 pages. — Prix : 0 fr. 40. — Pour nos abonnés. . . . . 30 cent.

TURNER (E.). Histoire de la circulation du sang par Flourens. — André Césalpin. Brochure in-8 de 16 pages.—Prix : 0 fr. 75.— Pour nos abonnés. . . . . 40 cent.

TURNER (E.). Remarques au sujet de la lecture faite à l'Académie par M. Chéreau, le 15 juillet 1879. Brochure in-8 de 16 pages.— Prix : 60 c. — Pour nos abonnés . . . . 40 cent.

VIDAL. Du pityriasis, leçon recueillie et rédigée par de BEURMANN. In-8 de 20 pages. — Prix : 0 fr. 75. — Pour nos abonnés . . . . . 50 cent.

VIGOUROUX (R.). Métalloscopie, métallothérapie, æsthésiogènes. Brochure in-8° de 72 pages. Paris, 1882. — Prix : 3 fr. — Pour nos abonnés . . . . 2 fr.

VIGOUROUX. *Voir* MAURIAC.

VILLARD (F.). De l'aphasie ou perte de la parole et de la localisation du langage articulé, par le Dr BATMAN, traduit de l'anglais par F. Villard. Un volume in-8 de 128 pages. Paris, 1870. Prix : 2 fr.—Pour nos abonnés . . . . 1 fr. 25

VILLARD (F.). Notice hygiénique et médicale sur l'Attique. Brochure in-8 de 30 pages. — Prix : 1 fr. — Pour nos abonnés. . . . . 70 cent.

WANNEBROUCQ. *Voir* KELSCH.

WUILLAMIÉ (T.). — De l'épilepsie dans l'hémiplégie spasmodique infantile. Un beau volume in 8 de 192 pages avec 5 figures dans le texte et 2 pl. en chromo-lithographie. Prix : 4 fr., pour nos abonnés. Prix : 2 fr. 75.

PARIS. — IMP. V. GOUPY ET JOURDAN, RUE DE RENNES, 71.

Imp. de la Soc. de typ. - Noizette, 8, r. Campagne-1re, Paris.

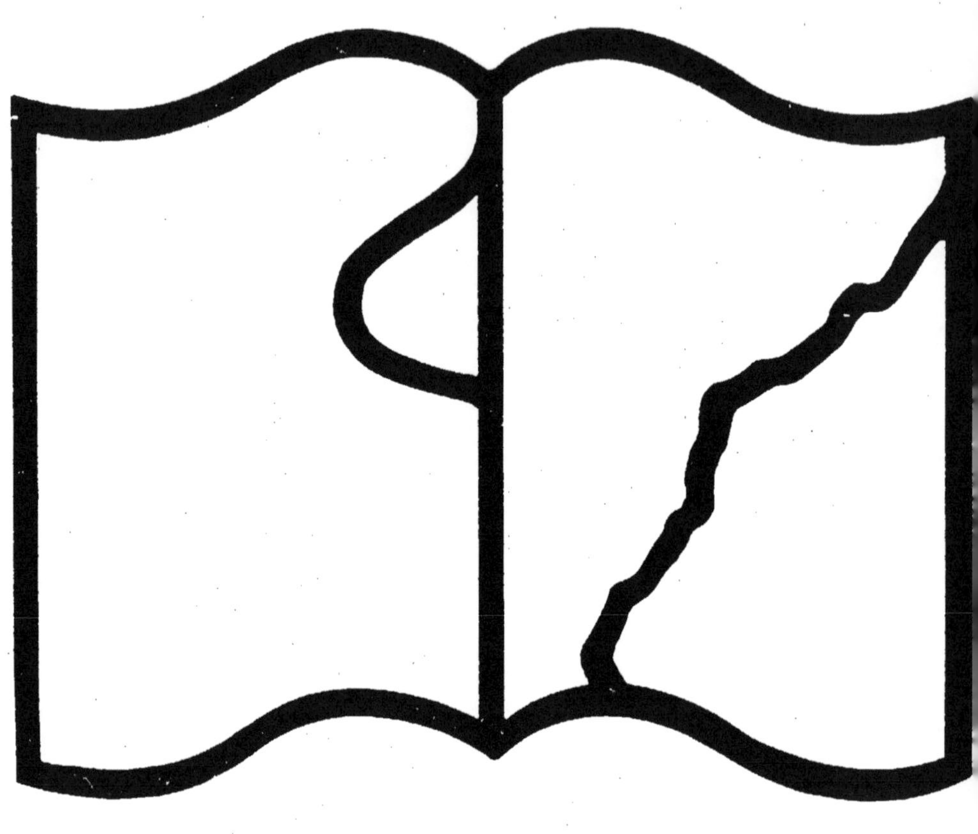

Texte détérioré — reliure défectueuse

NF Z 43-120-11

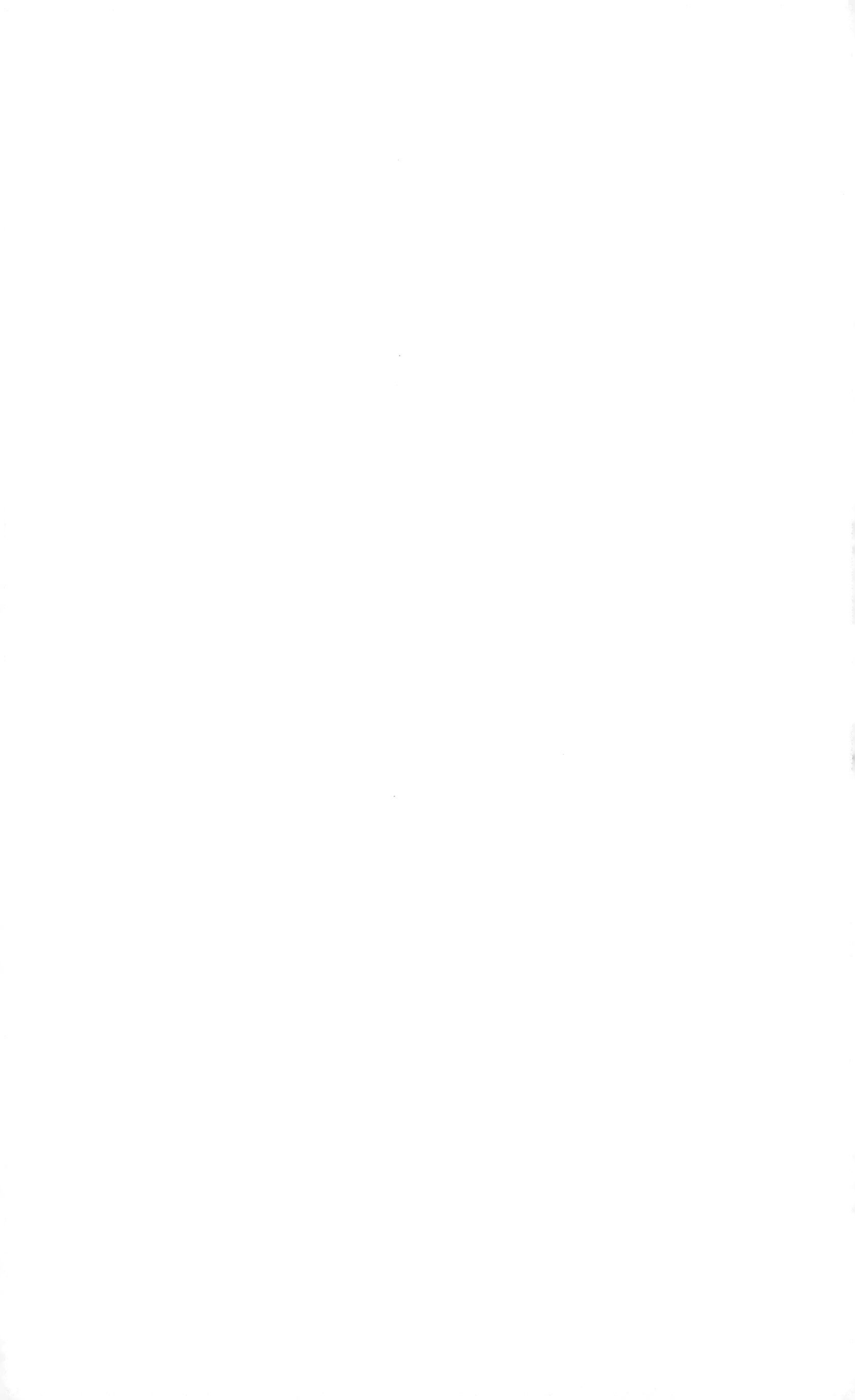

www.ingramcontent.com/pod-product-compliance
Ingram Content Group UK Ltd.
Pitfield, Milton Keynes, MK11 3LW, UK
UKHW021045230726
13926UKWH00004B/1667

9 782016 146910